Heidi Glück

BACH-BLÜTEN
DIE SANFTEN HELFER

Das praktische Handbuch für Anwender und Berater

Haftungsausschluss:
Die vorgestellten Bach-Blütenessenzen und ihre Anwendungsmöglichkeiten wurden sorgfältig ausgewählt und geprüft. Eine Haftung für Personen-, Sach- und Vermögensschäden ist ausgeschlossen.
Es liegt in Ihrer eigenen Verantwortung, ob sich eine Störung zur Selbstbehandlung eignet. Gehen Sie kein gesundheitliches Risiko ein, vor allem nicht bei Säuglingen, Kleinkindern und Senioren. Bei schweren und chronischen Erkrankungen, in Zweifelsfällen, bei länger andauernden oder sich verschlimmernden Beschwerden ziehen Sie einen Arzt zu.

Heidi Glück

BACH-BLÜTEN
DIE SANFTEN HELFER

Das praktische Handbuch für Anwender und Berater

Bibliografische Information der Deutschen Nationalbibliothek
Die Deutsche Nationalbibliothek verzeichnet diese Publikation in der Deutschen Nationalbibliografie; detaillierte bibliografische Daten sind im Internet über http://dnb.d-nb.de abrufbar.

Herstellung und Verlag: Books on Demand GmbH, Norderstedt
Umschlaggestaltung: Silvia Wenz
Fotos (c) Heidi Glück; Dagmar Olbert-Renschler Seite 11, Rückseite Cover
Internet: http://www.bach-blueten-therapie.de
ISBN 9783839117873

Inhalt

Vorwort

Vielleicht kennen Sie schon einige Bach-Blüten, wenden sie an und möchten mehr über sie erfahren? Sie haben von dieser Therapieform gehört und können sich nichts darunter vorstellen? Ich möchte Ihnen die Bach-Blüten gerne nahe bringen und Sie ermutigen, diese nebenwirkungsfreien, preiswerten Mittel persönlich auszuprobieren und ihre wohltuende Wirkung zu spüren.

In England und Irland sind die Bach-Blüten sehr geschätzt und verbreitet. Inzwischen erreicht die Bach-Blütentherapie, die von Dr. Edward Bach, einem englischen Arzt, entwickelt wurde, auch in Deutschland einen größeren Bekanntheitsgrad.

Die bei uns wohl bekanntesten Bach-Blüten sind die Notfalltropfen, eine von Dr. Edward Bach zusammengestellte Kombination aus fünf verschiedenen Blüten. Sie sollten in keinem Haushalt fehlen und sie können, wie schon der Name sagt, bei allen kleinen und größeren Notfällen helfen, das seelische Gleichgewicht wieder zu erlangen.

Vorweg sei gesagt, dass Sie keine medizinische oder psychologische Ausbildung für die Anwendung der Bach-Blütentherapie benötigen. Sie brauchen auch keine Bedenken zu haben, dass Sie sich durch Einnahme einer für Sie unpassenden Blüte gefährden. Es sind auch keine Nebenwirkungen zu befürchten. Im Fall einer nicht passenden Blüte wird diese als nicht notwendig erkannt und Sie reagieren nicht darauf. Jeder Mensch wird die Wirkung der Bach-Blüten individuell, seinem Charakter entsprechend, erfahren.

Bei ernsthaften körperlichen oder seelischen Erkrankungen muss unbedingt ein Arzt (oder bei Lebensgefahr der Notarzt) hinzugezogen werden. Chronische Krankheiten müssen ebenfalls von einem Arzt behandelt werden. Die Bach-Blütentherapie unterstützt aber auf sanfte Weise die Selbstheilungskräfte Ihres Körpers und kann auch zusätzlich zur Schulmedizin und anderen Therapien angewandt werden.

Zur gleichzeitigen Einnahme von Bach-Blüten und homöopathischen Mitteln gibt es konträre Auffassungen. Ich persönlich habe gute Erfahrungen mit der gleichzeitigen Behandlung mit Bach-Blüten und homöopathischen Mitteln gemacht. Monnica Hackl zeigt in ihrem Buch "Bach-Blütentherapie für Homöopathen" die Möglichkeiten, wie sich die Bach-Blütenessenzen und homöopathische Mittel ergänzen können und stellt Bach-Blüten und ihre homöopathischen Entsprechungen gegenüber.

Manche Therapeuten lehnen eine gleichzeitige Behandlung mit homöopathischen Mitteln und Bach-Blüten ab. Wenn Sie bei einem homöopathischen Arzt in Behandlung sind, richten Sie sich bitte nach seinem Rat.

Allgemeines über die Bach-Blütentherapie

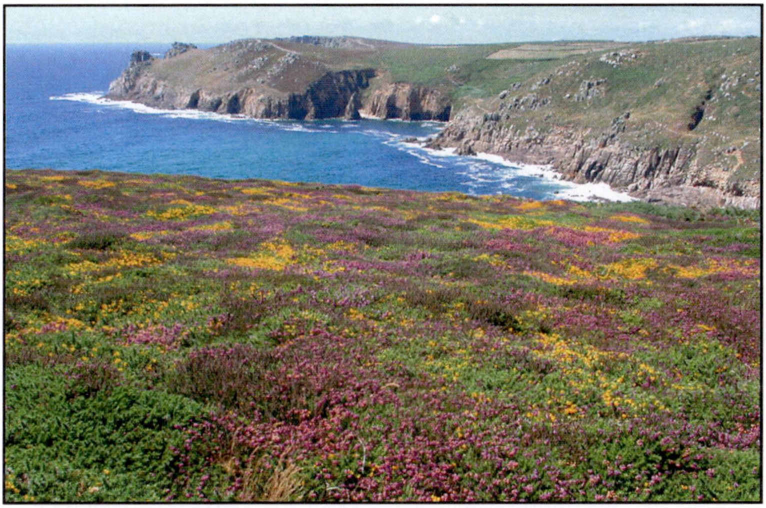

Heather und Gorse in Cornwall

Gegenanzeigen

In den nachgelassenen Schriften Dr. Bachs finden sich keine Kontraindikationen (Gegenanzeigen). Dr. Bach war der Ansicht, dass seine Blütenessenzen für alle Menschen geeignet sind, die ihr seelisches Gleichgewicht verloren haben.

Dennoch gelten für folgende Personengruppen meiner Meinung nach folgende Einschränkungen:

Auf keinen Fall sollten Sie Bach-Blüten-Tropfen einnehmen, wenn Sie alkoholabhängig waren (trockene Alkoholiker), denn die Tropfen enthalten Alkohol. Zwar ist die Alkoholdosis minimal, aber ein Rückfall in die Suchtkrankheit ist nicht ausgeschlossen.

Wenn Sie wegen einer Krankheit (z.B. bei einer Lebererkrankung) völlig auf Alkohol verzichten müssen, fragen Sie Ihren behandelnden Arzt und weisen Sie ihn ausdrücklich auf den Alkoholgehalt in den Blütenmitteln hin. Nur mit seinem Einverständnis dürfen Sie die Blüten in Tropfenform einnehmen.

Sie brauchen trotzdem nicht auf die Bach-Blütentherapie zu verzichten, denn es gibt mit Bach-Blüten präparierte Globuli (Kügelchen), die unbedenklich sind.

Es spricht nichts gegen die Anwendung der Notfall-Creme oder eine äußerliche Anwendung in Form von Umschlägen mit Bachblüten-Tropfen.

Bei Kindern sollten Sie möglichst auf Alkohol bei der Herstellung einer Einnahmeflasche für eine Blütenkombination verzichten, ich verwende zum Beispiel zur Konservierung Obstessig.

Wirkungsweise der Bach-Blüten

Es war der Wunsch Dr. Edward Bachs, seine Blütentherapie allen Menschen zugänglich zu machen, sozusagen als "seelische Hausapotheke", um Krankheiten vorzubeugen.

Unser Leben wird von sehr vielen Faktoren beeinflusst, eine Vielzahl von Reizen stört unser inneres Gleichgewicht.

Nicht nur Erwachsene sind von der Reizüberflutung betroffen und reagieren mit psychosomatischen Erkrankungen (wie Magen-, Herz-, Kreislauf- oder Hauterkrankungen ohne organische Ursache). Auch Kinder leiden zum Beispiel unter dem Leistungsdruck in der Schule, unter Krisen in der Familie (z.B. Arbeitslosigkeit, Trennung der Eltern) oder sind durch Fernsehen, Computer und andere Medien überfordert und reagieren mit Verhaltensauffälligkeiten und -störungen, bis hin zu körperlichen und seelischen Erkrankungen.

Geht nun durch äußere oder innere Umstände das seelische Gleichgewicht verloren und gerät die innere Harmonie aus der Balance, kann eine Krankheit auf körperlicher Ebene ausbrechen. Die Bach-Blüten wirken durch ihre energetischen Schwingungen als Katalysator zwischen der körperlichen, geistigen und seelischen Ebene.

Sie helfen so, das innere Gleichgewicht wieder herzustellen, energetische Blockaden zu lösen und Krankheiten vorzubeugen. Dr. Bach spricht von "negativen Seelenzuständen", die durch die Blüten nicht bekämpft, sondern ausgeglichen und harmonisiert werden. Die Bach-Blüten unterstützen die Selbstheilungskräfte und wirken ganzheitlich, ähnlich wie die Homöopathie, also auf Seele, Geist und Körper.

Dr. Edward Bach, der Begründer der Bach-Blütentherapie

Leitsatz der Bach-Blütentherapie: "Behandle die Persönlichkeit und nicht die Krankheit"[1)]

Dr. Edward Bach, der Begründer der Bach-Blütentherapie, geboren am 24. September 1886, lebte bis zu seinem Tod am 27. November 1936 in England. An der Universität in Cambridge studierte er Medizin und arbeitete zunächst einige Jahre als Schulmediziner und Wissenschaftler. Durch seine Forschungsergebnisse als Bakteriologe wurde er weit über sein Heimatland hinaus bekannt.

Trotz seiner wissenschaftlichen Forschungsarbeit hielt Edward Bach engen Kontakt zu seinen Patienten. Er erkannte den Zusammenhang zwischen körperlichem und seelischem Wohlbefinden und fand seine Ansicht durch Friedrich Christian Samuel Hahnemann, den Begründer der Homöopathie (von dessen Arbeit er 1922 erfuhr), bestätigt. Im Londoner Homöopathischen Krankenhaus begann Dr. Bach, aufbauend auf seiner bisherigen wissenschaftlichen Arbeit, mit der Erforschung der menschlichen Darmflora und entwickelte eine Heilmethode mit Nosoden, die auch heute noch angewandt wird.

Dr. Bach war ein sehr guter Beobachter und ihm fiel auf, dass Menschen mit gleichen emotionalen und psychischen Problemen, unabhängig von ihrer Krankheit, auch auf die gleichen Nosoden ansprachen. Er begann zu potenzieren und verfeinerte so mit der Zeit seine Methoden. Damit hatte er sehr gute Heilerfolge, besonders bei chronisch kranken Menschen.

Sein eigentliches Ziel, die Menschen gesund zu erhalten und erst gar nicht erkranken zu lassen, konnte er aber auf diesem Weg nicht erreichen. Er wollte eine "Volksmedizin" entwickeln, die jeder anwenden kann, die seelische und geistige Gesundheit schenkt und körperlichen Erkrankungen vorbeugt.

Als er feststellte, dass er mit den Möglichkeiten der Schulmedizin und durch seine wissenschaftliche Forschung dieses Ziel nicht erreichen konnte, suchte er nach anderen Perspektiven um den Menschen zu helfen. 1930 gab er seine Praxis und die wissenschaftliche Arbeit in London auf. Er zog zuerst nach Wales, in ein kleines Dorf in der Nähe von Bettws-y-coed. Später lebte er auch in anderen Regionen Englands, für kurze Zeit auch nochmals in London. Aber immer wieder zog es ihn in ländliche Gegenden.

Durch seine hervorragende sensitive Begabung und Naturverbundenheit fand Dr. Bach im Laufe der nächsten Jahre auf vielen ausgedehnten Wanderungen 38 Pflanzen, deren Schwingungsenergie alle seelischen Empfindungen beinhalten und entwickelte daraus seine Bach-Blütentherapie. Diese Blüten wirken als Katalysator zwischen Körper, Geist und Seele und können geistige Zustände wie Angst, Misstrauen, Verbitterung, Schüchternheit, um nur einige zu nennen, ausbalancieren und harmonisieren.

Im Frühjahr 1934 mietete er in Sotwell (Berkshire) ein kleines Haus, "Mount Vernon". Hier lebte und arbeitete er die letzten zweieinhalb Jahre seines Lebens und gab sein Wissen an seine Mitarbeiter, vor allem an Nora Weeks und Victor Bullen, weiter.

Herstellung der Bach-Blütenessenzen

Dr. Bach stellte seine Blütenmittel auf zwei verschiedene Arten her, durch die Kochmethode und die Sonnenmethode.

Das Verfahren, durch Abkochen der Pflanzen in Quellwasser die Essenz der Materie zu gewinnen, wurde von Dr. Bach vor allem bei den Blüten und Knospen (z.B. Chestnut Bud) angewandt, die im Frühjahr blühen. Die Sonne hat in dieser frühen Jahreszeit noch nicht genügend Kraft, die heilkräftigen Substanzen der Pflanzen zu erschließen. Nach dem Kochen wurden die Pflanzenteile herausgenommen, das Wasser abgefiltert und mit der gleichen Menge Brandy versetzt. Diese Mischung wurde in den Vorratsflaschen (Stockbottle) aufbewahrt und später in kleine Fläschchen abgefüllt.

Die Sonnenmethode wandte Dr. Bach an, wenn die Sonne ihre volle Kraft im Sommer erreicht hatte, bei später blühenden Pflanzen und bei Rock Water.

Eine Ausnahme bei der Gewinnung der Bach-Blüten stellt Rock Water dar. Dieses Wasser stammt aus heilkräftigen Quellen und wird mit Sonnenkraft aufgeladen, ehe es mit Brandy konserviert und in die Vorratsflaschen abgefüllt wird.

Zu Beginn seiner Forschungen und Versuche mit Pflanzenenergien soll Dr. Bach den Tau von jeweiligen Blüten gesammelt haben. Erst als diese Methode sich als zu aufwendig und wenig ergiebig erwies, probierte er die Sonnen- und Kochmethode aus.

Die Pflanzen wurden bei sonnigem Wetter um die Mittagszeit gepflückt und sofort danach weiter verarbeitet. Dr. Bach legte die frisch gepflückten Blüten vorsichtig in eine mit Quellwasser gefüllte Glasschale, bis die Oberfläche bedeckt war und stellte diese in die Sonne. Nach einigen Stunden, wenn die Blüten anfingen zu welken, wurden sie vorsichtig abgenommen und das Wasser aus der Schale in die Vorratsflaschen umgefüllt. Zur Konservierung wurde der gleiche Anteil Brandy zugefügt.

Eine andere Methode zur Herstellung der Blütenmittel wurde von Naturvölkern übernommen und steht in der Wirksamkeit gleichwertig neben der ursprünglichen Methode von Dr. Bach: Die Blüte (oder Knospe) wird nicht gepflückt, sondern bei Sonnenschein über einige Stunden hinweg in ein Gefäß mit Quellwasser getaucht. Dieses Gefäß wird an der Pflanze fixiert. So gibt die Pflanze ganz ohne Verletzung all ihre Energie und Schwingungen an das Wasser ab.

Bei allen Methoden der Herstellung von Bach-Blütenmitteln dient das Wasser als Leiter und Katalysator für die Energie der Blüten.

Anwendung und Dosierung der Bach-Blüten im akuten Fall

So wenden Sie die Bach-Blüten in akuten Fällen an:

Nehmen Sie 1/2 Glas Wasser, geben Sie aus der Stockbottle einen Tropfen der benötigten Bach-Blüte hinein und trinken Sie es innerhalb einer Viertelstunde.

Sollten Sie einmal kein Wasser zur Hand haben, geben Sie einfach einen Tropfen aus der Stockbottle auf die Handinnenfläche und nehmen Sie ihn mit der Zunge auf. Bei Bedarf wiederholen Sie diese Anwendung, bis der akute Zustand abklingt.

Von Dr. Bach ist folgende Einnahmeverordnung überliefert[2)]: 2 Tropfen aus der Stockbottle in einem 30 ml Arzneifläschchen mit Wasser und einem Teelöffel Brandy mischen, gut schütteln und das Mittel teelöffelweise in der erforderlichen Dosis nehmen. In Notfällen viertelstündlich, in schweren Fällen stündlich und in normalen Fällen 3-4 Mal täglich nehmen.

Kurmäßige Anwendung einer Mittelkombination

Sie können sich dazu eine Einnahmeflasche wie vorher beschrieben herstellen.
Für eine länger dauernde, tiefer greifende Anwendung geben Sie vier mal täglich 4-5 Tropfen aus der Einnahmeflasche auf die saubere Handinnenfläche und nehmen diese mit der Zunge auf. Sie können aber auch einen Plastiklöffel verwenden. Schlucken Sie die Tropfen nicht gleich hinunter, sondern behalten Sie diese vor dem Schlucken noch einen Moment im Mund. Die 30 ml Blütenmischung der Einnahmeflasche reicht etwa 6 Wochen.
In seltenen Fällen kann es zu einer Erstverschlimmerung kommen. Sollten Sie auf die Blüten zu heftig reagieren, nehmen Sie

bitte weniger Tropfen ein oder reduzieren Sie die Häufigkeit der Einnahme (zum Beispiel nur morgens und abends).

Herstellung einer Einnahmeflasche

Für eine länger andauernde Therapie und für Blütenkombinationen können Sie sich in der Apotheke eine Einnahmeflasche zubereiten lassen. Sie brauchen dann nur die Nummern und Namen der Blüten anzugeben, die Sie kombinieren möchten.
Sie können sich aber auch selbst eine Einnahmeflasche zubereiten:
Nehmen Sie ein 30 ml Medizinfläschchen mit Tropfvorrichtung oder Pipette und geben Sie hinein:

- 10 ml Alkohol (Brandy oder Weinbrand),
- 20 ml Quellwasser oder stilles Mineralwasser (ohne Kohlensäure; kein destilliertes Wasser!) und
- 3 Tropfen von jeder Blüte aus der Original Stockbottle, die Sie im Moment benötigen
- Ausnahme: Notfalltropfen gelten als eine Blüte und werden in doppelter Dosis, also 6 Tropfen, zugefügt

Vor der ersten Einnahme gut schütteln.

TIPP: Ich verwende Obstessig anstatt Alkohol zur Konservierung, wenn ich Bach-Blüten-Kombinationen für Kinder mische.

Trotz der Konservierung mit Alkohol oder Obstessig ist der Inhalt der Einnahmeflasche nur begrenzt haltbar (etwa 6 Wochen). Nehmen Sie die Tropfen nicht mehr ein, wenn die Mischung trübe wird, ausflockt, Geruch oder Geschmack sich verändern.

Die Blütenmischung soll nicht direkt in die Sonne oder in die Nähe der Heizung gestellt werden. Am besten bewahren Sie die Einnahmeflasche bei Zimmertemperatur und dunkel auf.

Beschränken Sie sich auf höchstens 5-7 Blüten für eine Mittelkombination. Geben Sie sich etwa drei bis vier Tage Zeit, damit die Blüten wirken können. Sollten Sie feststellen, dass Sie nach dieser Zeit doch andere Blüten benötigen, können Sie wechseln oder ergänzen. Bedenken Sie aber, dass die Harmonisierung der Persönlichkeitseigenschaften einige Zeit benötigt, dafür aber umso tiefgreifender ist.

Akute Symptome können Sie mit Tropfen direkt aus der Vorratsflasche (Stockbottle) behandeln. Die Wirkung setzt dann schnell ein, hält aber nur einige Stunden an (nach meinen Erfahrungen etwa 4 Stunden).

Bezugsmöglichkeiten der Bach-Blütenessenzen

Deutsche Blütenmittel der Firma Keilholz, Original-Bach-Flower Essences® oder Healingherbs® - welche nehmen?
Hinter allen Namen und Firmen steht die Philosophie der Bach-Blütentherapie nach Dr. Edward Bach. Die Blütenessenzen werden von verschiedenen Herstellern in Deutschland oder England nach Dr. Bachs Originalrezeptur gefertigt.

Die Bach-Blüten-Tropfen der Firma Healingherbs®ltd und die "Original Bach-Flower-Remedies®" (Original Bach-Blüten-Tropfen) der Firma A. Nelson & Co. sind in Deutschland zur Zeit immer noch apothekenpflichtig. Die Deutschen Blütenmittel der Firma Keilholz, genannt DBM, sind in Deutschland frei verkäuflich.

Frau Keilholz ist Heilpraktikerin und stellt die Blütenmittel persönlich her. Sie blickt auf eine langjährige Erfahrung zurück und arbeitet nach der Methode der Maria Thun (Mondkalender). Die Firma Keilholz verwendet einen hochwertigen Apfelbrand zur Konservierung der Konzentrate. Die Notfallmischung Nr. 40 ist eine Besonderheit der Firma Keilholz. Sie enthält außer den schon bekannten Notfall-Blüten noch Arnika und Braunelle. Beide Pflanzen wirken besonders gut bei Hautproblemen, sowohl bei innerer als auch bei äußerer Anwendung.

Alle Konzentrate sind sehr ergiebig, da Sie ja immer nur wenige Tropfen benötigen. Bei kühler und dunkler Lagerung sind die Konzentrate über viele Jahre (praktisch unbegrenzt) lagerfähig.

Die Auswahl der Blüten

Die Charakterisierung der Bach-Blüten stellt nur eine Auswahl dar und erhebt keinen Anspruch auf Vollständigkeit. Es werden nie alle beschriebenen Symptome auf Sie zutreffen. Es genügen zwei oder drei für Sie wichtige Probleme für Ihre Auswahl. Außerdem sind Symptome zum Teil überspitzt formuliert, um diese besonders zu verdeutlichen.

Im Mittelpunkt stehen immer seelische Belastungen oder Blockaden. Die körperlichen Symptome stehen nicht im Mittelpunkt der Blütenauswahl, sondern können ergänzend hinzugezogen werden.

Die Charakterisierung der 38 Bach-Blüten

1. Agrimony

Deutscher Name: Odermennig

Botanischer Name: Agrimonia eupatoria

Sie scheinen immer gut gelaunt und sorglos zu sein

Ihr Identifikationsschlüssel:

- Sie gehen gerne Auseinandersetzungen aus dem Weg
- Sie verbergen Ihre wahren Gefühle hinter einer Maske, machen auch sich selbst etwas vor
- Sie spielen gute Laune vor, auch wenn Sie sich unwohl fühlen
- Sie sind nicht immer ehrlich, sich selbst und anderen Menschen gegenüber, vor allem dann, wenn es sich negativ auf Sie auswirken könnte
- Sie sind sehr beliebt, feiern gern und unterhalten die ganze Party
- Sie haben das Bedürfnis überall einen guten Eindruck zu hinterlassen
- Sie sind ängstlich
- Sie sprechen nicht gern über eigene Sorgen. Wenn Sie darauf angesprochen werden, spielen Sie Ihre Probleme herunter, lenken das Gespräch auf unverfängliche Themen
- Sie sind innerlich ruhelos, brauchen immer Abwechslung und Anregung um nicht über sich selbst nachdenken zu müssen
- Sie meinen, dass Alkohol, Tabletten, Drogen oder Zigaretten Ihnen helfen das Leben leichter zu machen und Schwierigkeiten zu meistern
- Sie versuchen, wegen des Kicks, Ihr Glück im Spiel zu finden
- Sie wollen lässig wirken, sind aber oft innerlich verkrampft und unsicher
- Sie glauben, wenn Sie es nur oft genug wiederholen, dass das Leben einfach und leicht ist

- Sie sind sehr harmoniebedürftig
- Mit guten Vorsätzen beginnen Sie abzunehmen oder sich das Rauchen abzugewöhnen, geben aber schnell auf, wenn es schwierig wird. Oft bleibt es bei dem Gedanken an ein Vorhaben, zur Ausführung kommt es nicht
- Sie knabbern Ihre Nägel ab
- Wenn Sie krank sind, geben Sie Schmerzen und Beschwerden meist nicht zu
- In Ihrer Kindheit wurden Sie oft mit Kummer allein gelassen, fühlten sich sehr einsam

Kinder:

- Kinder verändern durch Kummer ihr Wesen, können Kummer nicht wie sonst schnell vergessen, sind mal still und in sich gekehrt, dann wieder übertrieben lebhaft und überdreht
- Kinder kauen Nägel

Psychische Indikationen:
Bei Angst vor Auseinandersetzungen und Konflikten, Hemmungen, psychischen Komplexen, bei Überempfindlichkeit gegen Schmerzen, bei Problemen in der Pubertät

Körperliche Indikationen:
Bei Schlafstörungen, Jetlag, Schlafprobleme im Zusammenhang mit Schichtdienst, nächtlichem Zähneknirschen, Ruhelosigkeit, Krämpfen, Verspannungen, Verkrampfungen, Schmerzzuständen, Menstruationsbeschwerden, Verstopfung

TIPP: *Bei psychologischen Therapien kann Agrimony sehr gut unterstützend eingesetzt werden (zur Stärkung des Wahrheitsbedürfnisses), eventuell zusammen mit Walnut*

2. Aspen

Deutscher Name: Espe
Botanischer Name: Populus tremula

Blüte für Lebensmut und gegen Ängste

Ihr Identifikationsschlüssel:

- Sie haben Angstgefühle ohne konkreten Grund
- Sie sind sehr sensibel und nehmen deshalb im Unterbewusstsein, oft stärker als andere Menschen, Dinge, Stimmungen und Kräfte wahr
- Sie haben oft Vorahnungen und fühlen sich hilflos, weil Sie nichts dagegen tun können
- Sie konnten kein Urvertrauen entwickeln
- Sie stehen allem Neuen erst einmal misstrauisch gegenüber
- Sie haben plötzliche Angst- und Panikzustände. Es ist unerheblich, ob Sie allein oder mit anderen Menschen zusammen sind
- Sie fühlen sich in Gegenwart mancher Menschen unwohl, ohne dies begründen zu können
- Sie stellen sich schreckliche Dinge in Ihrer Phantasie vor, können nichts dagegen tun
- Von übersinnlichen Phänomenen fühlen Sie sich einerseits angezogen, haben andererseits Angst davor
- Sie leiden unter Verfolgungs- und Bestrafungsängsten
- Sie haben Alpträume, wachen mit panischen Angstgefühlen auf. Sie fürchten sich davor, wieder einzuschlafen
- Gedanken und Träume über religiöse Themen oder Okkultismus lösen Ängste in Ihnen aus
- Sie haben Angst vor unsichtbaren Mächten, denen Sie sich hilflos ausgeliefert fühlen

- Sie haben Angst vor dem Tod, fürchten sich vor dem Sterben (was erwartet mich?)
- Sie haben Angst vor der Nacht und vor Dunkelheit
- Sie haben Angst vor weiteren Angstattacken, können mit niemandem darüber sprechen
- Sie leiden unter Ängsten, zum Beispiel: Angst vor körperlicher Gewalt, Überfällen, Vergewaltigung, Misshandlung, Einbrechern, Angst vor Schlangen oder Geistern
- Die Atmosphäre bestimmter Orte und Plätze können Sie nur schwer ertragen, Sie spüren diese körperlich (z.B. wird es Ihnen schwindlig, übel, Sie fangen an zu schwitzen oder zu frieren)
- Sie haben nach manchen Fernsehsendungen oder Filmen Angst (Sie getrauen sich zum Beispiel nicht danach in den Keller zu gehen, weil Sie glauben dort habe sich ein Einbrecher versteckt

Kinder:

- Kinder haben Angst vor dem Tod
- Kinder fürchten sich vor Dunkelheit, wollen nicht allein bleiben oder nicht im Dunkeln schlafen
- Kinder haben Angst vor Monstern oder ähnlichen Erscheinungen
- Furcht nach Filmen oder Fernsehsendungen

Psychische Indikationen:
Bei Lebensangst, Zukunftsangst, allgemeiner oder unerklärlicher Angst, innerlicher Panik, unheimlichen Ahnungen, Wahnvorstellungen

Körperliche Indikationen:
Bei nächtlichem Erwachen durch Angstzustände und Alpträume, Entzugserscheinungen bei Entwöhnung von Nikotin, Panikzuständen durch hormonelle Störungen

TIPP: In Verbindung mit einer geeigneten Therapie wirkt Aspen unterstützend bei Entwöhnung von Alkohol, Tabletten oder Drogen und lindert Entzugserscheinungen

3. Beech

Deutscher Name: Rotbuche
Botanischer Name: Fagus sylvatica

Wenn Sie zu Intoleranz neigen, dies aber durch übertriebene Toleranz zu kompensieren versuchen

- Allergieblüte -

Ihr Identifikationsschlüssel:

- Sie geben sich unter allen Umständen betont freundlich und tolerant, auch wenn Ihnen das Verhalten anderer Menschen innerlich gegen den Strich geht
- Sie reagieren oft kritisch, intolerant, sind kleinlich und pedantisch und ärgern sich dabei gleichzeitig über Ihr Verhalten
- Sie sind sich selbst und anderen gegenüber streng und unnachgiebig
- Sie sehen sofort die Fehler anderer Menschen, glauben zu wissen, was richtig und falsch ist und neigen zu pauschaler Kritik
- Sie beschönigen oft das Verhalten anderer Menschen, versuchen alles und jeden zu verstehen, auch wenn Sie es eigentlich nicht wirklich so empfinden
- Sie gehen Konflikten lieber aus dem Weg, anstatt Ihre eigene Meinung zu vertreten
- Sie fühlen sich innerlich angespannt und in Ihrer Haut nicht wohl (sowohl körperlich, als auch im übertragenen Sinn)
- Sie haben wenig Selbstvertrauen und sind ein eher ängstlicher Mensch. Aus diesem Grund tolerieren Sie notgedrungen das Verhalten anderer, auch wenn Sie damit nicht einverstanden sind
- Sie leiden unter Hautausschlägen und Ekzemen

Kinder:

- Wenn sich Kinder nicht anders wehren können, reagieren sie aggressiv

Psychische Indikationen:
Bei vorgespielter Toleranz, Kritiksucht, Ablehnung von menschlichen Schwächen und Unzulänglichkeiten (auch der eigenen)

Körperliche Indikationen:
Bei Allergien

4. Centaury

Deutscher Name: Tausendgüldenkraut
Botanischer Name: Centaurium umbellatum

Sie können nicht nein sagen, sind immer für andere da, Ihre Gutmütigkeit wird leicht ausgenutzt

Ihr Identifikationsschlüssel:

- Die Wünsche anderer Menschen zählen für Sie mehr als Ihre eigenen, Sie stecken schnell zurück und resignieren
- Sie wollen anderen Menschen helfen, auch wenn eigentlich Sie es sind, der Hilfe benötigt
- Sie sind gutmütig, lassen sich oft ausnutzen. Sie merken es manchmal, können es aber nicht verhindern
- Um anderen Menschen zu gefallen, richten Sie Ihr Verhalten nach deren Forderungen, unter ungünstigen Bedingungen geben Sie dabei Ihre eigene Persönlichkeit auf
- Sie spüren zwar eigene Bedürfnisse und Wünsche, können sie aber anderen Personen gegenüber nicht durchsetzen
- Wenn Sie ansatzweise versuchen Ihre Wünsche durchzusetzen, resignieren Sie rasch, wenn Sie mit einer dominanten Persönlichkeit zusammentreffen
- Sie sind passiv, fügsam, unterwürfig, lassen über sich bestimmen
- Sie sind sehr harmoniebedürftig
- Ihr Selbstwertgefühl ist wenig entwickelt
- Sie spüren was andere von Ihnen erwarten und richten sich meistens danach
- Sie sind seelisch von einer dominanten Persönlichkeit aus Ihrem nahen Lebensumfeld abhängig, das kann ein Elternteil, Lebenspartner, Vorgesetzter oder Lehrer sein

- Wenn Sie meinen, dass es von Ihnen verlangt wird, opfern Sie sich für andere auf, ohne nach Alternativen zu suchen
- Sie lassen sich leicht zu etwas überreden
- Sie sind mit Ihrem Leben unzufrieden, sehen aber keine Möglichkeit, Ihre Situation zu verändern
- Sie sind oft mutlos, traurig und schwermütig
- Sie haben Beschwerden an der Wirbelsäule
- Sie sind blass und müde
- Sie fühlen sich schnell erschöpft, schwach und ohne Energie

Kinder:

- Vor allem empfindsame, ängstliche und schüchterne Kinder wollen "lieb" sein und dafür gelobt werden
- Kinder lehnen sich selten gegen die Eltern oder Lehrer auf und trotzen nicht
- Centaury betonte Kinder äußern selten eigene Wünsche, sind sehr pflegeleicht. Das mag Eltern erstrebenswert scheinen, ist aber für die Entwicklung eines Kindes nicht gut

Psychische Indikationen:
Bei Unselbständigkeit und zu großer Gutmütigkeit

Körperliche Indikationen:
Bei Beschwerden an der Wirbelsäule

TIPP: Während einer Psychotherapie kann Centaury als Hilfe zur Abnabelung bei Abhängigkeitsbeziehungen (z.B. Abhängigkeit von Eltern oder Vorgesetzten) eingesetzt werden

5. Cerato

Deutscher Name: Bleiwurz
Botanischer Name: Ceratostigma willmottiana

Cerato fördert die Urteilsfähigkeit und hilft gegen Selbstzweifel

Ihr Identifikationsschlüssel:

- Sie wollen alles richtig machen, wissen aber nicht wie
- Sie zweifeln an sich selbst, an Ihrer eigenen Urteilsfähigkeit und Ihrer inneren Stimme
- Sie bewundern Menschen, die ihre Meinung fest vertreten und vertrauen ihnen, ohne zu hinterfragen, ob diese Meinung auch richtig ist
- Sie haben wenig oder kein Selbstvertrauen
- Sie legen übertriebenen Wert auf die Meinung anderer Menschen
- Sie sammeln Wissen, getrauen sich aber nicht, es auch anzuwenden
- Sie lassen sich leicht überzeugen
- Im Zweifelsfall handeln Sie eher gegen Ihre eigene Überzeugung und zum eigenen Nachteil
- Sie sind sehr gewissenhaft
- Wenn Sie eine Entscheidung getroffen haben, zweifeln Sie diese gleich wieder an
- Sie sind sehr abhängig von anderen Menschen und suchen die Bestätigung von Autoritätspersonen
- Ihnen wird von guten Freunden öfter gesagt, dass Sie leichtgläubig wirken
- In Ihrem Handeln richten Sie sich am liebsten danach, was gerade "in" oder "out" ist

- Sie geraten oft in Konflikt zwischen dem, was Sie wollen und dem was Sie meinen, dass es von Ihnen erwartet wird
- Sie übernehmen Verhaltensweisen von anderen und merken dies meistens nicht einmal selbst (andere weisen Sie womöglich darauf hin)
- In Klassenarbeiten und Prüfungen streichen Sie richtige Lösungen wieder durch (vor allem, wenn Sie zuviel Zeit haben über alles noch einmal nachzudenken)
- Sie lassen sich lieber gleich helfen, anstatt zu versuchen Ihre Probleme allein zu lösen
- Sie wollen zwar lernen, wissen aber nicht was wichtig und was unwichtig ist
- Sie sind selten spontan
- Sie hören nicht auf Ihre Intuition

Kinder:

- Kinder haben kein Vertrauen in das eigene Wissen, sind unsicher bei Klassenarbeiten oder Prüfungen
- Im negativen Cerato-Zustand ist der Nachahmungstrieb bei Kindern besonders stark ausgeprägt und wirkt sich auf die Persönlichkeitsbildung negativ aus

Psychische Indikationen:
Bei Lernstörungen, Unselbständigkeit, Selbstzweifel

6. Cherry Plum

Deutscher Name: Kirsch-Pflaume
Botanischer Name: Prunus cerasifera

Extreme innere Spannung wird abgebaut, Sie werden gelassener

- Notfallblüte -

Ihr Identifikationsschlüssel:

- Sie sind total verzweifelt und wissen nicht mehr weiter, wollen aber keinen Rat annehmen, sind misstrauisch anderen Menschen gegenüber
- Sie befürchten verrückt zu werden oder die Nerven zu verlieren
- Sie haben das Gefühl kurz vor einem Nervenzusammenbruch zu stehen
- Sie haben Wahnideen oder Zwangsvorstellungen
- Sie stehen unter starker innerer Spannung, sind verkrampft und können sich nicht mehr entspannen
- Obwohl es nicht Ihrer Natur entspricht, befürchten Sie, dass Sie die Kontrolle über sich verlieren oder gewalttätig werden könnten
- Sie haben das Gefühl etwas Extremes tun zu müssen, damit die innere Spannung nachlässt
- Sie neigen zu hysterischen Ausbrüchen und Kurzschlusshandlungen
- Sie sind öfters jähzornig und könnten manchmal "vor Wut platzen"
- In der Schwangerschaft sind Sie ungewohnt reizbar und widersprüchlichen Gefühlen ausgeliefert
- Sie können Ihre Gefühle nicht mehr beherrschen
- Sie regen sich auch über Kleinigkeiten derart auf, dass Sie die Selbstbeherrschung verlieren

- Sie haben Alpträume
- Eltern fühlen sich von ihrem Kind so provoziert, dass sie befürchten die Kontrolle über sich zu verlieren und ihr Kind schlagen möchten (drohende Kindesmisshandlung)

Kinder:

- Bei Kindern äußert sich die innere Anspannung unter anderem durch Stottern, Nägel kauen oder Bettnässen
- Rumpelstilzchen-Syndrom: Kinder neigen zu extremen Trotzanfällen, werfen sich zum Beispiel auf den Boden, schlagen mit dem Kopf auf den Boden oder gegen eine Wand, werfen mit allen nur erreichbaren Gegenständen, lassen sich durch nichts beruhigen. Es ist auch nicht möglich, sie eine Weile in Ruhe zu lassen, weil sie sich dann noch mehr in ihren Gefühlsausbruch verstricken
- Kinder werden ohne erkennbaren Grund gegen Spielgefährten aggressiv und handgreiflich, "rasten aus"

Psychische Indikationen:
Als erste Hilfe zur psychischen Unterstützung bei extremen Spannungszuständen, Hysterie, Tendenz zu Tobsucht oder Raserei

Körperliche Indikationen:
Cherry Plum kann unterstützend bei Parkinsonscher Krankheit und ähnlichen neurologischen Krankheiten eingesetzt werden; hilft als zusätzliche Maßnahme in der Drogentherapie

7. Chestnut Bud

Deutscher Name: Knospe der Rosskastanie
Botanischer Name: Aesculus hippocastanum

Blüte verbessert die Lernfähigkeit und die Konzentration

Ihr Identifikationsschlüssel:

- Das Lernen fällt Ihnen schwer, Sie lernen langsam
- Ihre Lern- und Aufnahmefähigkeit ist blockiert
- Es fällt Ihnen schwer sich über einen längeren Zeitraum zu konzentrieren
- Sie können Ihre Erfahrungen nicht verarbeiten und lernen nicht aus Ihren Fehlern
- Sie haben immer wieder mit den gleichen Schwierigkeiten zu kämpfen, geraten an den gleichen Partnertyp, bauen auf die gleiche Art Unfälle usw.
- Sie lernen im Leben nur sehr langsam etwas dazu, entweder weil Sie kein Interesse haben, weil es Ihnen gleichgültig ist, weil Sie innerlich rastlos sind, oder auch aus Unfähigkeit zu beobachten und umzusetzen
- Sie beginnen lieber etwas Neues als über Erfahrungen, die Sie gemacht haben, nachzudenken und zu verarbeiten. Sie lernen auch nichts aus den Erfahrungen anderer Menschen
- Weil Sie in Gedanken immer schon weiter sind, reagieren Sie in der gegenwärtigen Situation oft unaufmerksam, ungeduldig oder desinteressiert
- Sie wirken auf andere sorglos oder naiv

Kinder:

- Die Entwicklung eines Kindes ist verzögert
- Kinder können sich in der Schule nicht konzentrieren, sind vergesslich (Hausaufgaben)

- Kinder lernen sehr langsam
- Kinder lassen sich leicht ablenken

Psychische Indikationen:
Bei Entwicklungsverzögerung, Lernschwäche, Unaufmerksamkeit, Zerstreutheit

Körperliche Indikationen:
Bei Migräne, Akne-Schüben. Chestnut Bud kann unterstützend bei Anfallsleiden eingesetzt werden

TIPP: Die Blüte unterstützt bei Gewichtsreduktionsprogramm und Nikotinentwöhnung

8. Chicory

Deutscher Name: Wegwarte
Botanischer Name: Cichorium intybus

Sie setzen sich für andere Menschen ein, um diese an sich zu binden

- Partnerblüte -

Ihr Identifikationsschlüssel:

- Sie nehmen übermäßig großen Anteil am Leben ihrer Familienangehörigen, Ihrer Freunde und Bekannten
- Sie sind überfürsorglich, wachen über die Bedürfnisse, Wünsche und Entwicklungen Ihrer Familie, vor allem Ihrer Kinder
- Sie meinen, dass Sie am besten wissen was gut für andere Menschen ist
- Ihnen tut es gut, wenn andere Menschen Sie brauchen und von Ihnen abhängig sind
- Sie opfern sich für Ihre Familie auf, verzichten auf ein individuelles Leben
- Sie erwarten, dass Ihre Liebe und Hilfe dankbar angenommen wird und reagieren mit Vorwürfen und sind beleidigt, wenn Sie nicht das gleiche Maß an Liebe und Dankbarkeit zurückbekommen
- Sie führen oft Auseinandersetzungen über die unterschiedliche Auffassung von Liebe und Fürsorge, Ihr Kind oder Ehepartner fühlt sich durch Ihre Liebe eingeengt oder erdrückt
- Sie sind sehr eifersüchtig
- Ihren Willen setzen Sie oft auf indirekte Weise durch. Sie sagen nicht gerade heraus was Sie gern möchten
- Sie manipulieren unter Umständen, um Ihren Willen durchzusetzen und Ihren Einfluss zu behalten

- Sie fühlen sich oft schlecht behandelt
- Es fällt Ihnen schwer, anderen Menschen zu vergeben, Sie können sehr nachtragend sein
- Sie haben große Angst davor, Freunde, Beziehungen oder Besitz zu verlieren
- Sie fühlen sich schnell zurückgesetzt und übergangen
- Sie flüchten in eine Krankheit, um Anteilnahme zu erwecken
- Ihnen wird von Ihrem Kind vorgeworfen, Sie seien eine "Übermutter" oder ein "Übervater"
- Ihr Ehepartner bezeichnet Sie als selbstsüchtig und eifersüchtig

Kinder:

- Kinder fordern ständig Zuwendung und Aufmerksamkeit
- Kinder sind sehr eifersüchtig, zum Beispiel auf Geschwister
- Die Tochter reagiert mit unverhältnismäßiger, ihrem Alter nicht entsprechender Eifersucht auf die Mutter
- Der Sohn reagiert mit unverhältnismäßiger, seinem Alter nicht entsprechender Eifersucht auf den Vater

Psychische Indikationen:
Bei übermäßigem Bedürfnis nach Gefühlsbeziehungen, Egoismus, Eifersucht, Überfürsorglichkeit, übertriebenem Mitleid und Selbstmitleid

9. Clematis

Deutscher Name: Weiße Waldrebe
Botanischer Name: Clematis vitalba

Die Blüte gegen Gleichgültigkeit und Flucht vor der Realität

- Notfallblüte -

Ihr Identifikationsschlüssel:

- Sie haben wenig Interesse an der Gegenwart, leben mehr in Ihrer Phantasie
- Sie wirken auf andere Menschen abwesend, unaufmerksam, zerstreut, verhuscht, sind mit Ihren Gedanken weit weg
- Sie sind sensibel, verträumt, hängen gern Ihren Tagträumen nach
- Sie sind lustlos, es fehlt Ihnen an Motivation, Sie wollen in Ruhe gelassen werden
- Sie sind sehr phantasievoll und möglicherweise auch künstlerisch begabt, können diese Begabung aber im täglichen Leben nicht ausleben
- Sie glauben an den Hauptgewinn im Glücksspiel, warten auf die große Chance und vernachlässigen darüber Ihre täglichen Aufgaben
- Sie fühlen sich oft verloren und haltlos, von niemandem verstanden
- Sie ziehen sich in sich selbst zurück, wenn Ihnen jemand vorhält, dass Sie wirklichkeitsfremd seien
- Sie können bei Problemen und Schwierigkeiten nicht angemessen reagieren, haben unrealistische Vorstellungen oder flüchten in diesen Situationen in Ihre Phantasie
- Sie nehmen gute, aber auch schlechte Nachrichten ohne emotionale Beteiligung hin

- Sie können sich nicht richtig freuen und nicht richtig ärgern, alles ist Ihnen gleichgültig
- Sie haben kein gutes Gedächtnis, können sich schwer etwas merken, es ist Ihnen aber auch nicht wichtig
- Sie brauchen viel Schlaf, sind trotzdem tagsüber nicht geistig anwesend und wirken verschlafen
- Sie haben oft eine Leere im Kopf, fühlen sich oft benommen, neigen zu Ohnmacht
- Sind Sie krank, ist es Ihnen gleichgültig. Es ist Ihnen egal, ob Sie schnell wieder gesund werden, Sie haben keinen Selbsterhaltungstrieb
- Im akuten Clematis-Zustand sehen Sie im Leben keinen Sinn, es fehlt die Lebensfreude
- Sie sind unfallgefährdet, weil Sie sich nicht konzentrieren können (z.B. im Straßenverkehr, beim Bedienen von Maschinen)

Kinder:

- Bei Kindern mit Schulproblemen: Sie entziehen sich der Realität durch Flucht in die Phantasie
- Kinder wirken abwesend, verträumt (Tagträumer)

Psychische Indikationen:
Bei gestörtem Verhältnis zur Realität, Bewusstseinsstörungen von Benommenheit bis zu Ohnmacht, Orientierungsverlust zeitlich und örtlich (auch bei alten Menschen), Absencen, Todessehnsucht

Körperliche Indikationen:
Bei Schläfrigkeit, Neigung zu Ohnmacht, Absencen (geistiges Wegtreten)

10. Crab Apple

Deutscher Name: Holzapfel
Botanischer Name: Malus pumila

Wenn Sie ein übermäßiges Sauberkeitsbedürfnis und oft Ekelgefühle haben

- Allergieblüte - Reinigungsblüte -

Ihr Identifikationsschlüssel:

- Sie haben ein übertriebenes Reinigungsbedürfnis bis hin zum Waschzwang
- Sie haben das Gefühl, sich von schlechten Gedanken reinigen zu müssen, zum Beispiel durch Fasten, rituelle Waschungen oder Beten
- Sie sind sehr pedantisch und genau
- Sie neigen zum Schwarz-Weiß-Denken, teilen ein in gut und böse, sauber und schmutzig
- Sie brauchen unbedingt Ordnung, sowohl in Ihrem privaten und beruflichen Leben, als auch in Ihrer Umwelt
- Unordnung bringt Sie aus dem seelischen Gleichgewicht
- Sie ekeln sich vor Hautausschlägen, Schweiß, Mundgeruch oder Warzen, bei anderen Menschen und bei sich selbst
- Sie ekeln sich vor Blut, Erbrochenem oder vor menstruierenden Frauen
- Sie sind eine musterhafte Hausfrau, beziehungsweise ein musterhafter Hausmann
- Sie fordern von Ihrer Familie Sauberkeit und Reinlichkeit. Sie regen sich über Unordnung und Schmutz auf, putzen jedem hinterher
- Sie essen nichts bei oder von anderen Menschen, wenn Sie Unsauberkeit befürchten

- Sie finden im Restaurant oft ein Haar im Essen oder entdecken eine Unsauberkeit
- Sie fürchten sich vor eventuell verdorbenen Speisen, probieren nicht gern Neues aus
- Im Urlaub ist es Ihr größtes Problem, dass das Zimmer, das Bett, das Essen nicht Ihren Vorstellungen von Sauberkeit entspricht
- Sie ekeln sich manchmal so sehr vor Unsauberkeit, dass Sie darauf mit Herpes oder Aphten reagieren
- Sie leiden unter Akne, Neurodermitis, Hautunreinheiten
- Sie vermeiden es, anderswo als zu Hause auf die Toilette zu gehen, weil Sie sich vor unsauberen Toiletten ekeln
- Sie reagieren sehr stark auf Gerüche, ekeln sich schnell
- Sie fühlen sich unsauber und unrein, wenn Sie Ihre Regel haben. Unter Umständen haben Sie Beschwerden vor oder während der Menstruation (Unterleibsschmerzen, Kreislaufbeschwerden, Hautunreinheit)
- Sie empfinden Missbehagen und reagieren mit Abwehr bei körperlicher Zuneigung (z.B. Küssen, Umarmung, Sex)
- Sie empfinden Abneigung gegen das Stillen, können sich dabei keine angenehmen Gefühle vorstellen oder wehren sich dagegen

Psychische Indikationen:
Bei Sauberkeitszwängen, Angst vor Verunreinigung oder Vergiftung, übertriebenem Sauberkeitsbedürfnis, Ekelgefühl

Körperliche Indikationen:
Allergien, Hautunreinheiten, Ekzemen, Infektionen, chronische Entzündung, zur Unterstützung bei Blutreinigung, vorbeugend als Schutz vor Ansteckung

TIPP: Wer beruflich oder auch privat oft mit kranken Menschen zusammen ist (z.B. Krankenschwestern oder Ärzte), kann C.A. vorbeugend gegen Infektionen nehmen

11. Elm

Deutscher Name: Ulme
Botanischer Name: Ulmus procera

Für innere Ruhe und Ausgeglichenheit

Ihr Identifikationsschlüssel:

- Alles wächst Ihnen über den Kopf
- Sie sind erschöpft und körperlich oder seelisch am Ende Ihrer Kräfte
- Sie fühlen sich plötzlich nicht mehr den Aufgaben gewachsen, die an Sie gestellt werden
- Sie haben das Gefühl, dass Sie nicht genug Kraft für das haben, was Sie sich vorgenommen haben oder was von Ihnen verlangt wird
- Sie haben normalerweise viel Selbstvertrauen, das Sie im Augenblick verloren haben
- Sie sind ein sehr ehrgeiziger und leistungsbereiter Mensch
- Durch eine momentane Erschöpfung fühlen Sie sich unzulänglich und verzweifelt, möglicherweise wollen Sie es sich selbst oder anderen nicht eingestehen
- Sie sind ohne Mut und Hoffnung, zweifeln vorübergehend an Ihren Fähigkeiten und fühlen sich ungeeignet für bestimmte Aufgaben
- Sie wissen nicht mehr wo Sie anfangen sollen
- Sie sind in einer Situation, in der Sie sich unentbehrlich fühlen und glauben nun, dass Sie sich dieser Verantwortung nicht mehr entziehen können
- Sie haben zu viele Aufgaben gleichzeitig übernommen, haben keine Reserven mehr
- Sie haben das Gefühl an allen Fronten gleichzeitig zu kämpfen

- Sie wachen nachts auf und können nicht mehr einschlafen
- Sie sind zur Zeit ziemlich mutlos
- Sie fürchten sich davor zu versagen
- Sie fühlen sich krank, gönnen Ihrem Körper aber keine Erholungspause, warten auf das Wochenende, um sich zu kurieren
- Krankheiten brechen bei Ihnen meist am Wochenende aus, wenn Ihr Körper etwas zur Ruhe kommt
- Eine Prüfung kommt näher und Sie meinen, nicht mehr genügend lernen zu können

Psychische Indikationen:
Bei Leistungskrisen, Stress, Belastung durch Leistung oder Prüfung, plötzlichem Gefühl der Überforderung, Versagensangst

Körperliche Indikationen:
Bei Konzentrations- und Schlafstörungen, akuten Erkrankungen, Verspannungen, bei Bluthochdruck durch Stress

TIPP: Elm ist das Notfallmittel gegen schädlichen Stress

TIPP: Bei schweren, vor allem plötzlich auftretenden Erkrankungen, sollten Sie Elm nehmen, da es zusätzliche Kräfte mobilisiert

12. Gentian

Deutscher Name: Herbstenzian
Botanischer Name: Gentiana amarella

Die Blüte für Willenskraft und Selbstvertrauen

Ihr Identifikationsschlüssel:

- Sie haben kein Selbstvertrauen und sind deshalb unsicher
- Wenn Sie in Schwierigkeiten geraten, geben Sie schnell auf, sind entmutigt und enttäuscht
- Sie fühlen sich deprimiert und wissen den Grund für Ihre seelische Verstimmung
- Sie sind grundsätzlich skeptisch und zweifeln alles an
- Sie fühlen sich in Ihrem pessimistischen Verhalten trotzdem nicht unwohl
- Rückschläge können Sie nicht oder nur schwer verkraften
- Es ist Ihnen lieber, wenn alles beim Alten bleibt, als dass Sie etwas Neues beginnen, von dem Sie nicht wissen, wohin es Sie führt und wie es ausgeht
- Sie lassen sich auf kein Abenteuer ein, riskieren nichts
- Sie weisen von sich, dass Ihr eigener Pessimismus die Ursache für Ihre negativen Gefühle ist
- Wenn es zu Problemen kommt, ist Ihr Standardsatz: "Ich habe gleich gewusst, dass das nicht gut gehen kann, nicht wirkt, nicht funktioniert..."

Psychische Indikationen:
Bei Willensschwäche, Depression nach Misserfolg oder durch Probleme

Körperliche Indikationen:
Bei Rückfällen im Heilungsprozess nach anfänglicher Besserung

13. Gorse

Deutscher Name: Stechginster
Botanischer Name: Ulex europaeus

Hoffnungsblüte

Ihr Identifikationsschlüssel:

- Sie haben in Ihrer Lebenssituation keine Hoffnung auf eine Änderung
- Sie sind innerlich müde geworden, sind deprimiert und haben resigniert
- Ihnen fehlt die Kraft für einen Neuanfang
- Sie haben kein Lebensziel mehr
- Ihnen fehlt der Lebenswille
- Sie haben innerlich aufgegeben und warten, dass irgend etwas von außen passiert
- Als Kranker lassen Sie sich gegen Ihre eigene Überzeugung zu weiteren Therapieversuchen überreden; wenn diese aber nicht helfen, sind Sie sehr enttäuscht
- Ihre Gesichtsfarbe ist eher gelblich und Sie haben dunkle Ringe unter den Augen
- Sie hatten als Kind eine schwere Krankheit
- Sie sind mit chronisch kranken Menschen zusammen aufgewachsen, auf die immer Rücksicht genommen wurde. Das hat Ihre Kindheit geprägt

Psychische Indikationen:
Bei pessimistischer Lebenshaltung, Hoffnungsverlust, schweren Krankheiten mit sehr schlechter Prognose

Körperliche Indikationen:
Gorse ist eine wichtige Blüte, die bei chronischen Krankheiten und besonders in der Krebstherapie begleitend unterstützt

14. Heather

Deutscher Name: Schottisches Heidekraut
Botanischer Name: Calluna vulgaris

Blüte gegen Eitelkeit und zu großes Geltungsbedürfnis

Ihr Identifikationsschlüssel:

- Es ist Ihnen recht, wenn andere von Ihnen abhängig sind
- Sie wollen gern für andere entscheiden. Dabei interessiert es Sie wenig, was die Betroffenen selbst dazu zu sagen haben
- Sie nehmen sich selbst sehr wichtig
- Sie haben ein ausgeprägtes Selbstvertrauen
- Sie merken nicht, wenn Sie während eines Gesprächs Ihrem Gegenüber körperlich zu nahe kommen
- Sie wollen sich zur Geltung bringen und anderen Menschen gefallen
- Sie haben für Menschen mit Problemen immer einen Rat und erwarten, dass diese sich auch danach richten
- Sie fürchten sich davor, allein zu sein, fühlen sich dann schnell einsam
- Sie fühlen sich schnell ausgegrenzt und isoliert
- Sie übertreiben gern, um anderen deutlich zu machen, wie wichtig es ist, was Sie zu sagen haben
- Sie wirken auf andere Menschen psychisch stärker, als Sie sind
- Sie möchten anerkannt und bewundert werden. Sie glauben, diese Anerkennung nur dadurch zu erreichen, dass Sie immer wieder auf sich aufmerksam machen und sich in Szene setzen
- Sie haben oft leichte Krankheitsbeschwerden, haben aber große Angst, dass es sich um eine gefährliche Krankheit handeln könnte

Kinder:

- Kinder reagieren übertrieben egoistisch
- Wenn Kinder von den Eltern nicht beachtet oder ernst genommen werden, versuchen sie mit allen Mitteln die Aufmerksamkeit auf sich zu lenken
- Kinder fürchten sich vor dem Alleinsein
- Ein Kind spielt sich immer in den Vordergrund
- Ein Kind wird als "Angeber" bezeichnet

Psychische Indikationen:
Bei großer Selbstsucht, krankhafter Eigenliebe, Furcht vor Nichtbeachtung, Einsamkeit

Körperliche Indikationen:
Herzklopfen, Kopfschmerzen, Verdauungsstörungen

15. Holly

Deutscher Name: Stechpalme
Botanischer Name: Ilex aquifolium

Blüte für Zufriedenheit und Ausgeglichenheit

- Allergieblüte -

Ihr Identifikationsschlüssel:

- Sie sind ohne erkennbaren Grund unzufrieden, unglücklich oder frustriert
- Sie sind oft neidisch, entwickeln Hassgefühle
- Sie sind sehr eifersüchtig und misstrauisch
- Sie befürchten oft, dass Sie hintergangen werden
- Sie verdächtigen schnell andere Menschen, nehmen Schuldzuweisungen vor
- Sie akzeptieren selten Dinge wie sie sind, befürchten oft etwas Negatives
- Sie lassen sich schnell kränken und gefühlsmäßig verletzen (Ihnen fehlt ein "dickes Fell")
- Es ist Ihnen nicht besonders wichtig, wie es Ihren Mitmenschen geht
- Sie haben öfters Rachegefühle und spüren Schadenfreude, wenn anderen etwas Unangenehmes zustößt

Kinder:

- Kinder sind eifersüchtig
- Kinder sind plötzlich leicht reizbar und unverträglich
- Kinder sind in einer akuten Trotzphase
- Kinder haben ohne erkennbaren Grund öfters schlechte Laune

- Kinder lassen Aggressionen und Wut an körperlich unterlegenen Kindern oder auch an Tieren aus

Psychische Indikationen:
Bei negativer Lebenseinstellung, Misstrauen, Eifersucht, Aggressivität, Lieblosigkeit, Gewalttätigkeit, Rachsucht

Körperliche Indikationen:
Bei hohem Fieber, starken allergischen Reaktionen, plötzlichen schweren Entzündungen, ungewohnter Reizbarkeit zu Beginn einer Krankheit, Asthma, Reizhusten, Auto-Aggressionskrankheiten

16. Honeysuckle

Deutscher Name: Geißblatt
Botanischer Name: Lonicera caprifolium

Wenn Sie sich nicht von der Vergangenheit lösen können

- Heimwehblüte -

Ihr Identifikationsschlüssel:

- Sie möchten am liebsten Ihre Lebensuhr zurückdrehen, alles soll wieder wie früher sein
- Sie leiden unter Abschiedsschmerz oder Heimweh
- In Ihren Gedanken sind Sie überwiegend in der Vergangenheit und in der Unterhaltung mit anderen Menschen kommen Sie immer wieder auf frühere Zeiten zurück
- Sie denken mit Wehmut an "damals" zurück und verklären die Vergangenheit
- Sie können sich nicht wirklich damit abfinden, dass Ihr Kind/Ihre Kinder erwachsen werden und eigene Wege gehen
- Sie können sich nicht mit dem Tod eines Ihnen nahe stehenden Menschen abfinden
- Sie leben in Ihren Erinnerungen, vernachlässigen die Gegenwart
- Sie möchten Ihre Jugendlichkeit erhalten, haben Angst vor den Auswirkungen des Alters auf Ihren Körper
- Sie befürchten, nicht mehr attraktiv auf Ihren Partner oder Partnerin zu wirken
- Sie trauern einer verpassten Chance oder einem unerfüllt gebliebenen Wunsch nach. Sie können sich nicht damit abfinden, dass eine Gelegenheit vorbei ist
- Sie haben wenig Interesse an aktuellen Problemen

- Sie wünschen sich die Möglichkeit wieder in der Vergangenheit leben zu können
- Ein Ereignis in der Vergangenheit rührt Sie noch so unmittelbar an, als wäre es kürzlich erst gewesen
- Sie haben keine oder wenig Erinnerungen an Ihre eigene Kindheit
- Sie neigen dazu, mit Hilfe von Drogen (Alkohol) vor der Gegenwart zu flüchten

Kinder:

- Blüte für träumerische, phantasievolle Kinder, die oft in Gedanken und weit weg sind
- Kinder träumen schlecht, schrecken nachts hoch und weinen

Psychische Indikationen:
Bei Trauer, Störungen des Bezuges zur Realität, fehlendem Interesse an der Gegenwart, bei Angst vor Verlust der Jugendlichkeit

17. Hornbeam

Deutscher Name: - Weiß- oder Hainbuche
Botanischer Name: Carpinus betulus

Blüte gegen Schwäche und Erschöpfung

Ihr Identifikationsschlüssel:

- Sie fühlen sich vom Leben oder von Ihrer momentanen Lebenssituation enttäuscht
- Sie fühlen sich müde, ausgelaugt, ohne Schwung, kraftlos oder geistig träge
- Sie leiden unter der sogenannten Montagsdepression, fürchten sich vor dem Wochenanfang und den Anforderungen, die an Sie gestellt werden
- Sie haben Kopfschmerzen durch eine geistig anstrengende Tätigkeit (zu viel lesen oder lernen)
- Sie schieben Aufgaben oder Verpflichtungen vor sich her, weil Sie sich nicht zu einem Anfang entschließen können
- Sie fürchten sich vor allem morgens nach dem Aufwachen vor den täglichen Anforderungen, die an Sie gestellt werden; nach dem Aufstehen sind Sie zuversichtlicher
- Sie fühlen sich morgens immer müde und schwach, egal wann Sie abends ins Bett gehen oder morgens aufstehen
- Der Genesungsprozess dauert bei Ihnen unverhältnismäßig lange
- Sie brauchen morgens erst einmal einen Kaffee oder Tee um in die Gänge zu kommen
- Interessante Aufgaben lenken Sie ab, Sie können in solchen Momenten Ihre Müdigkeit vergessen
- Sie fühlen sich fremdbestimmt, Ihr Leben ist in Routine erstarrt und ohne Abwechslung
- Nach einem Urlaub fällt es Ihnen schwer, wieder arbeiten zu gehen

- Grundsätzlich sind Sie leistungsfähig, aber zur Zeit erscheinen Ihnen die an Sie gestellten Aufgaben zu schwer
- Sie fühlen sich seelisch müde, ausgebrannt und lustlos (Burn-out-Syndrom)

Psychische Indikationen:
Bei Versagensangst, ständigem Gefühl der Überforderung, Enttäuschung, Arbeitsunlust, Flucht in eine Krankheit

Körperliche Indikationen:
Bei Schwäche des Bindegewebes durch mangelnde seelische Spannkraft, Druck oder Brennen in den Augen oder um die Augen herum, Schwächegefühl

TIPP: Überprüfen Sie Ihre Lebenssituation, ob der von Ihnen gewählte Weg der Richtige für Sie ist, bei Unentschlossenheit können Sie zusätzlich Scleranthus nehmen

18. Impatiens

Deutscher Name: Drüsentragendes Springkraut
Botanischer Name: Impatiens glandulifera

Blüte gegen Ungeduld, Nervosität und Reizbarkeit

- Allergieblüte -

Ihr Identifikationsschlüssel:

- Sie stehen immer unter Zeitdruck, alles soll schnell und ohne Störung laufen
- Sie können schwer aushalten, wie sich Dinge oder Situationen entwickeln
- Menschen irritieren Sie und regen Sie auf, wenn diese langsamer als Sie denken, agieren oder arbeiten
- Sie wollen am liebsten alles gleichzeitig machen, können nicht oder nur schwer abwarten
- Sie nehmen vor lauter Ungeduld anderen Menschen die Arbeit aus der Hand, machen lieber alles selbst oder treiben andere zur Eile an
- Sie sind oft ungeduldig und verletzend Menschen gegenüber, die nicht Ihre schnelle Reaktionsfähigkeit und Auffassungsgabe haben
- Sie sprechen vor Ungeduld Sätze von anderen zu Ende
- Sie treffen öfters unüberlegte Entscheidungen
- Teamfähigkeit gehört nicht zu Ihren Stärken
- Sie haben ein starkes Unabhängigkeitsbedürfnis
- Sie brausen leicht auf, reagieren dann schroff und brüsk, sind aber nicht nachtragend
- Sie sind nervös, können sich nicht entspannen
- Sie leiden unter starken Schmerzen
- Im Krankheitsfall sind Sie sehr ungeduldig, wollen so schnell wie möglich wieder gesund werden

- Weil Sie Ihre Genesung nicht abwarten können, leiden Sie öfter unter Rückschlägen
- Durch die innere Ungeduld sind Sie trotz schneller Reaktion unfallgefährdet
- Wenn Sie sitzen, sind Sie trotzdem immer in Bewegung, Sie wippen zum Beispiel mit dem Fuß oder klopfen mit einem Stift auf den Tisch
- Sie haben nervöse Zuckungen

Kinder:

- Kinder sind unruhig im Unterricht und können nicht still sitzen, der typische Zappelphilipp
- Kinder sind hyperaktiv (abklären lassen durch Kinderarzt)

Psychische Indikationen:
Bei Nervosität, Ungeduld, seelischer Anspannung, Depression

Körperliche Indikationen:
Bei starken Schmerzen, Schlafstörungen, Allergien, Juckreiz, Hautproblemen (besonders Neurodermitis), Nervenleiden, akuter Neuralgie, Muskelzuckungen, Ischias, Konzentrationsstörungen, Bluthochdruck, Unruhe, Spannungskopfschmerzen, beschleunigtem Stoffwechsel

TIPP: Impatiens kann auch in der Rekonvaleszenz eingesetzt werden, wenn der/die Genesende sehr ungeduldig ist und den Heilungsverlauf nicht beeinflussen kann

19. Larch

Deutscher Name: Lärche
Botanischer Name: Larix decidua

Wenn Sie zu wenig Selbstvertrauen haben

Ihr Identifikationsschlüssel:

- Sie haben Minderwertigkeitskomplexe
- Sie haben große Angst vor Misserfolgen und Fehlschlägen
- Sie fühlen sich anderen Menschen meistens unterlegen
- Sie glauben nicht, dass Sie Erfolg haben können, erwarten grundsätzlich Misserfolge
- Sie übernehmen Aufgaben nicht, weil Sie befürchten, dass Sie versagen und es nicht schaffen könnten
- Sie sind schüchtern, zaghaft und passiv
- Sie haben zu wenig Selbstvertrauen
- Lob macht Sie misstrauisch
- Sie schützen schon mal eine Krankheit vor, weil Sie sich nicht an eine Aufgabe herantrauen
- Sie fühlen sich nutzlos, für andere eine Bürde
- Sie fürchten Konkurrenz, verzichten lieber oder geben zu schnell auf
- Sie sind menschenscheu, am liebsten allein, damit Sie sich nicht an anderen messen müssen
- Wenn Ihre Fähigkeiten nicht oder nicht genügend gewürdigt werden, können Sie dies schwer ertragen
- Sie haben Probleme beim Sex oder sind impotent
- Sie glauben, dass Sie keine Chancen bei einer Frau, beziehungsweise bei einem Mann haben

Kinder:

- Kinder fühlen sich Gleichaltrigen gegenüber unterlegen und schätzen sich in der Schule negativ ein
- Kinder sind schüchtern und zurückhaltend, meist ist es ihnen zu laut und lebhaft, wenn sie mit Gleichaltrigen zusammen sind

Psychische Indikationen:
Bei mangelndem Selbstvertrauen, Minderwertigkeitskomplexen, Schüchternheit

Körperliche Indikationen:
Bei Wirbelsäulenbeschwerden, Wirbelsäulenschäden, auch bei Tendenz zur Scheuermann'schen und Bechterew'schen Erkrankung, Osteoporose bei Frauen im Klimakterium, Fehlgeburt, Stottern, Potenzstörungen

TIPP: Nur wenn man es weiß, kann man sich schützen: Viele (scheinbar) selbstbewusste Persönlichkeiten bauen ihr Selbstwertgefühl auf der Persönlichkeitsschwäche von Larch-Charakteren auf

20. Mimulus

Deutscher Name: Gefleckte Gauklerblume
Botanischer Name: Mimulus guttatus

Wenn Sie ängstlich sind und die Ursache kennen

Ihr Identifikationsschlüssel:

- Sie haben spezifische Ängste oder Phobien, z.B. Angst vor Kälte, Dunkelheit, Angst vor Krebs, Krankheit, Tod, Schmerzen, Unfällen, Angst ins Krankenhaus zu kommen, Angst vor der Zukunft, Angst vor Einsamkeit, Angst vor Tieren (Spinnen, Mäusen, Hunden usw.), Angst vor neuen Situationen, Platzangst, Schwellen-Angst, Lampenfieber
- Sie sind schüchtern und zaghaft, werden leicht rot und sind körperlich sehr empfindlich
- Sie haben Angst davor mit fremden Menschen zu telefonieren
- Sie ängstigen sich vor bestimmten Situationen, sprechen aber nicht über Ihre Furcht
- Sie leiden unter Überempfindlichkeiten, zum Beispiel gegen Kälte, Lärm, grelles Licht, lautes Sprechen, starke Gerüche
- Sie möchten nicht angesprochen werden, vor allem nicht in einer größeren Runde
- Sie leiden unter innerer Anspannung, weil Sie ängstlich sind
- Sie haben zeitweise Sprachschwierigkeiten, stottern oder lachen nervös
- Sie reden vor lauter Nervosität besonders viel
- Sie trauen sich nichts zu, weil Sie ängstlich sind
- Sie haben Angst vor dem Alleinsein, fühlen sich aber auch in Gesellschaft anderer Menschen nicht wohl

- Selbst in Gesellschaft weniger und bekannter Menschen sind Sie ängstlich, schüchtern, gehemmt und nervös
- Sie sind nach überstandener Krankheit ängstlich, denken, dass Sie noch nicht wieder ganz gesund sind
- Weil Sie Angst vor einer neuen Situation haben, reagiert Ihr Körper darauf mit einer Krankheit
- Nach einer überstandenen Krankheit fällt es Ihnen schwer wieder am Alltagsgeschehen teilzunehmen
- Sie fahren nicht gern in Urlaub. Wenn Sie doch einmal Ferien machen, dann am liebsten dort wo Sie schon einmal waren

Kinder:

- Babys weinen oft ohne erkennbare Ursache
- Kinder sind schüchtern
- Kinder fürchten sich vor unbekannten Situationen, verstecken sich ängstlich hinter Bezugspersonen

Psychische Indikationen:
Bei Ängsten, die benannt werden können, Furcht, Ängstlichkeit, Depression, Zaghaftigkeit, Schüchternheit

Körperliche Indikationen:
Bei anhaltender Müdigkeit, Schwächezuständen, Appetitlosigkeit, Rekonvaleszenz, nach grippalem Infekt

21. Mustard

Deutscher Name: Wilder Senf
Botanischer Name: Sinapis arvensis

Die Blüte gegen seelische Verstimmungen

Ihr Identifikationsschlüssel:

- Sie sehen in Ihrem Leben keinen Sinn mehr, haben resigniert und können sich über nichts mehr freuen
- Sie haben das Gefühl, Sie säßen in einem schwarzen Loch
- Sie sind von Zeit zu Zeit ohne erkennbaren Grund schwermütig, depressiv und traurig
- Sie fühlen sich, als ob etwas unsagbar Schweres, Belastendes auf Sie zukommt
- Sie fühlen sich total blockiert
- Sie fühlen sich vom normalen Leben ausgegrenzt
- Sie leben nicht in der Gegenwart, diese ist Ihnen unwichtig, weil Sie in Ihrer Schwermut gefangen sind
- Es ist Ihnen gleichgültig, ob andere Menschen etwas von Ihrem Zustand merken oder nicht, Sie sind auch logischen Argumenten und gutem Zureden nicht zugänglich
- Sie fühlen sich Ihrer Depression hilflos ausgeliefert, fürchten sich davor, können aber nichts dagegen tun oder sich helfen lassen
- Nach einer Geburt leiden Sie unter Schwermütigkeit (Wochenbettdepression)
- Sie glauben nicht, dass andere Menschen Sie und Ihren Zustand verstehen, möchten auch nichts erklären
- Sie fühlen sich wie innerlich versteinert
- Sie sind pessimistisch und ohne Lebensfreude

Psychische Indikationen:

Unterstützend bei Depression (auch Depression im Klimakterium oder Wochenbett), Unlust, Schwermut, Verstimmungen jeder Art, Niedergeschlagenheit, Traurigkeit

Körperliche Indikationen:

Oft zeigen sich bei einer Depression körperliche Symptome wie Kreislaufschwäche, Antriebsarmut, Infektanfälligkeit oder Müdigkeit

TIPP: Mustard ist als Zusatztherapie bei Krankheiten geeignet, die von depressiver Verstimmung begleitet sind

TIPP Mustard fördert die Lebensfreude, wirkt allgemein belebend

22. Oak

Deutscher Name: Eiche
Botanischer Name: Quercus robur

Die Blüte gegen Unnachgiebigkeit und zuviel Ehrgeiz

Ihr Identifikationsschlüssel:

- Es fällt Ihnen schwer einmal nachzugeben
- Wenn Sie völlig erschöpft sind, können Sie trotzdem nicht aufgeben und versuchen alles, um Ihr Ziel zu erreichen
- Sie sind süchtig nach Erfolg und sehr ehrgeizig
- Sie sind bekannt dafür, dass Sie sehr zuverlässig sind
- Selbst in schwierigen Zeiten verlieren Sie nicht die Hoffnung
- Sie nehmen keine Rücksicht auf Ihr Ruhebedürfnis und neigen dazu, sich zu überarbeiten
- Wenn Sie sich ein Ziel gesetzt haben, denken Sie nur noch daran, wie Sie es am schnellsten erreichen. Sie können sich dann auch nicht mehr entspannen und setzen sich selbst unter Druck
- Auch wenn Sie völlig ausgelaugt sind, klagen Sie selten
- Sie zeigen anderen Menschen nicht, wenn Sie sich einmal müde und ausgebrannt fühlen. Sie geben auch nicht zu, wenn Sie überfordert sind und Ihre Gesundheit darunter leidet
- Sie sind nicht fähig richtig zu entspannen
- Sie fühlen sich gut, wenn Sie sich nützlich machen können
- Sie kämpfen mit allen Mitteln gegen eine Krankheit an
- Sie fühlen sich schnell verantwortlich (dadurch nehmen Sie anderen, zum Beispiel Kollegen, die Möglichkeit, auch einmal zu zeigen, was in ihnen steckt)
- Sie meinen, dass es ohne Sie nicht geht

- Durch den Zwang zur Leistung erlitten Sie schon einmal einen Zusammenbruch, haben aber nichts daraus gelernt

Kinder:

- Bei Kindern im negativen Oak-Zustand ist die Bereitschaft zur Leistung und Ehrgeiz sehr ausgeprägt. Sie erkennen ihre Leistungsgrenzen nicht und reagieren auf die Überforderung mit Stress-Symptomen wie nächtlichem Zähneknirschen, Bettnässen, Kopfschmerzen oder Rückenverspannung

Psychische Indikationen:
Bei Pflichtzwang, Ehrgeiz, Dauerstress, Unnachgiebigkeit, Sturheit, Starrsinn

Körperliche Indikationen:
Bei Leber-Galle-Störungen, Blutdruckerhöhung, Erhöhung der Blutfettwerte, Schilddrüsenstörungen, Versteifung der Gelenke und rheumatischen Beschwerden, geistiger Unbeweglichkeit, Anspannung, Zähneknirschen, Verlust der Kontrolle über einzelne Körperteile oder Körperfunktionen

TIPP: Oak ist immer dann angezeigt, wenn Wollen und Können nicht mehr im Gleichgewicht sind

23. Olive

Deutscher Name: Olive
Botanischer Name: Olea europaea

Blüte gegen körperliche und seelische Erschöpfung

Ihr Identifikationsschlüssel:

- Es ist Ihnen alles zuviel, Sie haben keine Energie mehr
- Eine lang anhaltende Überforderung oder lange körperliche Krankheit hat Sie total erschöpft
- Sie fühlen sich völlig erschöpft, ausgebrannt, am Ende Ihrer Kräfte
- Sie haben ein übergroßes Schlafbedürfnis
- Sie haben zu nichts mehr Lust, wollen nichts mehr unternehmen
- Starke innere Gefühle und Auseinandersetzungen haben zu viel von Ihrer psychischen Energie verbraucht
- Sie sind erschöpft durch lange, anstrengende Krankenpflege (zum Beispiel eines Elternteils, eines kranken oder behinderten Lebenspartners oder Kindes)
- Sie können mit Ihrer Lebensenergie nicht richtig umgehen
- Wechsel zwischen produktiven Perioden und Zeiten der Kraftlosigkeit
- Sie haben eine schlaffe Körperhaltung und schwache Konstitution
- Sie sind blass, Ihre Haut ist unter Umständen sehr trocken und faltig
- Sie sind keine Kämpfernatur. Sie ertragen Ihr Schicksal als unabänderlich
- Sie sind nicht besonders mutig
- Durch körperliche oder seelische Erschöpfung haben Sie sexuelle Probleme

Psychische Indikationen:
Bei allgemeiner Schwäche und verringerter Leistungsfähigkeit, bei körperlichen oder seelischen Erschöpfungszuständen, meist nach größeren Anstrengungen oder schweren Krankheiten

Körperliche Indikationen:
Bei Müdigkeit und Erschöpfung, nach schweren Krankheiten während der Genesungsphase

24. Pine

Deutscher Name: Schottische Kiefer
Botanischer Name: Pinus sylvestris

Die Blüte gegen Schuldgefühle

Ihr Identifikationsschlüssel:

- Auch wenn Sie keinen Grund dazu haben, neigen Sie schnell zu einem schlechten Gewissen
- Sie übernehmen für Fehler anderer Menschen die Verantwortung, auch wenn Sie nichts dafür können
- Sie haben einen Zwang zur Perfektion und stellen höchste Anforderungen an sich. Wenn Sie diesen Anforderungen nicht genügen, fühlen Sie sich oft schuldig
- Sie suchen unbewusst nach Situationen, wo zwangsläufig Schuldgefühle auftreten
- Sie können sich selbst schwer oder gar nicht verzeihen
- Sie empfinden Sexualität als unmoralisch und lehnen sie ab
- Sie fühlen sich für das Versagen anderer verantwortlich, auch wenn es objektiv betrachtet nicht sein kann
- Sie werten eigene Erfolge ab
- Bei guten Ergebnissen sind Sie nicht mit Ihren Leistungen zufrieden, sondern überlegen gleich, wie Sie noch erfolgreicher sein könnten
- Sie sind besonders gewissenhaft, bei der Arbeit und im privaten Leben, wollen ja nichts verkehrt machen
- Sie fühlen sich oft wertlos, minderwertig
- Sie glauben, Sie Sie wären nicht wert geliebt zu werden
- Schuld und Unschuld sind wichtige Begriffe in Ihrem Leben, Sie neigen zu Schuldgefühlen
- Sie sagen selten Ihre Meinung. Vor allem halten Sie mit Ihrer Kritik zurück, wenn Sie der Meinung sind, es stünde

Ihnen nicht zu sich zu äußern (zum Beispiel bei Vorgesetzten)

- Sie verzichten sofort, wenn andere laut und bestimmt ihre Wünsche kundtun oder Forderungen an Sie stellen
- Sie suchen Autoritätspersonen, nach denen Sie sich richten können
- Sie haben zwanghafte religiöse Vorstellungen, fürchten um Ihr Seelenheil, fühlen sich sündig

Kinder:

- Kinder haben unbegründet Angst vor einer Bestrafung
- Kinder entwickeln Schuldgefühle. Sie denken zum Beispiel bei Eheproblemen der Eltern, dass sich die Eltern ihretwegen streiten

Psychische Indikationen:
Bei Schuldgefühlen, moralischen Zwängen, Autoritätshörigkeit, Perfektionszwang, Verlust der Lebensfreude

25. Red Chestnut

Deutscher Name: Rote Kastanie
Botanischer Name: Aesculus carnea

Für Menschen, die sich mehr um andere als um sich selbst sorgen

Ihr Identifikationsschlüssel:

- Sie neigen dazu aus Sorge um andere sich selbst zu vernachlässigen
- Sie haben sich von bestimmten Menschen noch nicht abgelöst (Ihren Eltern?)
- Ihnen nahe stehenden Menschen (meist Partner oder Kind) fühlen Sie sich stark verbunden und von ihnen abhängig. Sie erleben das Leben eines anderen Menschen so intensiv mit, als ob es das eigene wäre
- Sie sorgen sich übertrieben stark um die Sicherheit und Gesundheit von anderen (Kind, Partner), dagegen haben Sie wenig Angst um sich selbst
- Eine bezeichnende Aussage von Red-Chestnut- betonten Menschen: "Wenn es euch gut geht, dann geht es mir auch gut"
- Sie können erst beruhigt einschlafen, wenn sie alle Familienmitglieder wohlbehalten zu Hause wissen. Wenn eine Ihnen nahe stehende Person im Urlaub ist, geht es Ihnen besonders schlecht
- Sie befürchten eher ein Unglück als einen banalen Umstand, wenn sich Ihr Partner oder Ihr Kind verspätet und malen sich in der Phantasie das Schlimmste aus
- Sie vermuten gleich eine bedrohliche Krankheit, wenn Ihnen nahe stehende Menschen einmal krank sind
- Als Elternteil lassen Sie aus Angst Ihrem Kind wenig Freiraum, weil es sich verletzen oder krank werden könnte

- Sie machen sich viele Gedanken über die Sorgen von anderen Menschen
- Sie sind übertrieben ängstlich und pessimistisch, sehen die Zukunft eher negativ als positiv
- Sie wollen über alles Bescheid wissen, was Ihr heranwachsendes oder erwachsenes Kind betrifft. Sie erwarten Besuche oder Anrufe und sorgen sich, wenn diese ausbleiben
- Manchmal empfinden Sie Ihr Verhalten selbst als übertrieben und einengend, können aber nicht anders handeln

Psychische Indikationen:
Bei übertriebener Sorge um andere, übertriebener Fürsorglichkeit

Körperliche Indikationen:
Bei nervösen Störungen, Magenbeschwerden, Kreislaufstörungen, Herzbeschwerden, Lungenkrankheiten

TIPP: Besonders Mütter, die in unbegründeter Sorge um ihre Kinder leben und diese nicht loslassen möchten, brauchen Red Chestnut

26. Rock Rose

Deutscher Name: Gelbes Sonnenröschen
Botanischer Name: Helianthemum nummularium

Blüte gegen Panik und Verzweiflung

- Notfallblüte -

Ihr Identifikationsschlüssel:

- Sie sind einem körperlichen oder seelischen Zusammenbruch nahe
- Sie haben einen Unfall oder eine Katastrophe miterlebt, stehen noch unter dem Eindruck einer großen Gefahr
- Sie erfahren vom Tod eines Ihnen nahe stehenden Menschen
- Bei Ihnen wurde eine schwere Krankheit diagnostiziert
- Sie sind vor Angst wie gelähmt, nehmen nichts mehr bewusst wahr, hören und sehen nichts mehr von Ihrer Umwelt
- Sie leiden unter plötzlichen, panikartigen Angstgefühlen, auch mit Herzjagen, Schwindel und Angstschweiß
- Ihre jetzige Lage erscheint Ihnen hoffnungslos
- Sie geraten schnell in Panik, Ihre Nerven liegen blank
- Kritische Situationen blockieren Ihr rationales Handlungsvermögen, Sie verlieren völlig den Überblick
- Sie leiden unter depressiven Stimmungen, sind innerlich wie blockiert
- Sie sind leicht erregbar und reagieren hysterisch, weil Sie sich nicht zu helfen wissen
- Sie haben panische Angst vor Katastrophen, Unfällen, Verletzungen oder Krankheiten
- Unbekannte Situationen empfinden Sie als Bedrohung, sie machen Sie unsicher und unflexibel

- Sie malen sich beängstigende Situationen in allen Einzelheiten aus und können sich in extreme Panik hineinsteigern
- Sie werden plötzlich und gewaltsam mit belastenden Problemen konfrontiert und wissen nicht mehr ein noch aus
- Sie bekommen leicht Herzklopfen und feuchte Hände
- Sie fühlen sich, als läge ein Stein in Ihrem Magen
- Sie sind oder waren abhängig von Drogen (auch Alkohol, Nikotin oder Medikamenten)
- Sie haben Alpträume (Kinder ebenso wie Erwachsene)

Psychische Indikationen:
Bei Panikzuständen, Notfällen, Schock, Lebensangst

Körperliche Indikationen:
Bei nervösen Magenbeschwerden, Schmerzen im Oberbauch (Solarplexus), unterstützend bei Krebs und anderen lebensbedrohenden Krankheiten

27. Rock Water

Deutscher Name: Mit Sonnenkraft aufgeladenes Wasser aus heilkräftigen Quellen

Mit Rock Water gewinnen Sie Ihre Lebensfreude zurück

Ihr Identifikationsschlüssel:

- Sie neigen zu Perfektionismus, setzen sich selbst hohe Maßstäbe und zwingen sich selbst danach zu leben, auch wenn Sie und Ihre Familie darunter leiden. Den Fehlern anderer Menschen gegenüber sind Sie tolerant
- Sie sind sehr streng mit sich und ignorieren Ihre Bedürfnisse (Beispiel: Wenn Sie es sich vorgenommen haben, halten Sie auch dann noch eine Diät zur Gewichtsreduktion ein, wenn Sie krank oder geistig sehr beansprucht werden)
- Selbstdisziplin ist überaus wichtig für Sie. Wenn Sie Ihre hohen Ziele verfehlen, sind Sie sehr unzufrieden mit sich, machen sich Vorwürfe und strengen sich noch mehr an, um zu erreichen, was Sie sich vorgenommen haben
- Sie wollen in jedem Fall die Kontrolle über sich und Ihre Lebenssituation behalten
- Sie wollen in allem, was Sie tun, perfekt sein
- Sie bemerken nicht, dass Sie sich andauernd Zwängen aussetzen
- Sie glauben, dass die geistige Entwicklung durch sexuelle Lust behindert wird und versagen sich und Ihrem Partner, Ihrer Partnerin eine erfüllte körperliche Beziehung
- Sie unterdrücken wesentliche körperliche und emotionale Bedürfnisse
- Es fällt Ihnen schwer oder es ist für Sie unmöglich, Ihre Gefühle zu zeigen

- Es gelingt Ihnen nicht (oder es bleibt bei dem Versuch), zu meditieren, weil Sie innerlich nicht loslassen und sich entspannen können. Sie wollen die Kontrolle über sich behalten
- Sie leiden unter Essstörungen
- Ihr Körper reagiert mit Stresserscheinungen, wie Kopfschmerzen oder Magenbeschwerden
- Sie leiden unter Verspannungen und Verkrampfungen
- Sie haben Menstruationsbeschwerden, weil Sie sich nicht so annehmen können, wie Sie sind

Psychische Indikationen:
Bei übertriebener Selbstdisziplin und Selbstkontrolle, Essstörungen, Verlust der Lebensfreude, Zwängen, Fanatismus, Angst vor Gefühlen

Körperliche Indikationen:
Bei Verkrampfungen, Spannungszuständen, rheumatischen Beschwerden, Gefäßleiden (Degeneration, Verkalkung), Entzündung der Leber oder Galle (Steine), Menstruationsbeschwerden

28. Scleranthus

Deutscher Name: Einjähriger Knäuel
Botanischer Name: Scleranthus annuus

Blüte für Entschlusskraft

Ihr Identifikationsschlüssel:

- Es fällt Ihnen schwer, Entscheidungen zu treffen
- Sie sind oft unentschlossen
- Sie leiden unter innerer Ruhelosigkeit
- Sie schwanken oft zwischen mehreren Möglichkeiten und kommen deshalb nicht zu einem Entschluss
- Sie leiden unter extremen Stimmungsumschwüngen
- Körperliche Symptome kommen und gehen sehr schnell (z.B. Schwankungen der Körpertemperatur, Schmerzen)
- Die Priorität Ihrer Wünsche wechselt ständig, was Ihnen eben noch wichtig war, ist im nächsten Moment vergessen
- Sie sind psychisch unausgeglichen
- Sie sind nervlich nicht belastbar
- Sie nehmen viele Ideen auf, verfolgen aber nichts zu Ende
- Wegen Ihrer sich ständig ändernden Anschauungen wirken Sie auf andere unzuverlässig
- Sie sind oft unkonzentriert und merken das auch selbst
- Sie bleiben in einem Gespräch nicht beim Thema oder vergessen was Sie sagen wollten
- Sie zögern oft Entscheidungen hinaus bis es zu spät ist.
- Sie nehmen berufliche oder private Möglichkeiten nicht wahr und verpassen gute Chancen
- Sie wirken oft fahrig, zerstreut

- In Prüfungssituationen blockiert die Furcht zu versagen Ihre logischen Gedankengänge

Kinder:

- Kinder sind sehr sprunghaft, können sich nicht konzentrieren
- Anstatt zu spielen, räumen Kinder nur Spielzeug aus
- Kinder können nicht über einen, ihrem Alter entsprechenden, Zeitraum bei einer Sache bleiben

Psychische Indikationen:
Bei Konzentrationsschwäche, Zerstreutheit, Launen, bei extremem Wechsel zwischen Aktivität und Apathie

Körperliche Indikationen:
Bei Schwangerschaftserbrechen, wechselnden Symptomen, hilfreich bei Krankheiten mit widersprüchlichem Verlauf (z.B. Durchfall und Verstopfung wechseln sich ab), Reisekrankheit, Gleichgewichtsstörungen

29. Star of Bethlehem

Deutscher Name: Goldiger Milchstern
Botanischer Name: Ornithogalum umbellatum

Diese Blüte hilft Ihnen, seelische oder körperliche Verletzungen zu verarbeiten und zu überwinden

- Notfallblüte -

Ihr Identifikationsschlüssel:

- Ihre Lebensbedingungen sind für Sie sehr deprimierend
- Ihr Leben erscheint Ihnen unerträglich
- Sie leiden unter der Impertinenz mancher Zeitgenossen und können sich nicht dagegen zur Wehr setzen
- Sie trauern oder lassen Trauer nicht zu
- Ihnen wurde eine lebensbedrohende Krankheitsdiagnose gestellt
- Ein Mensch, der Ihnen nahe steht, ist gestorben
- Sie haben einen schweren Verlust erlitten
- Sie stehen unter Schock durch eine Verletzung oder eine persönliche Katastrophe
- Sie sind unglücklich und traurig, fühlen sich verletzt und wie gelähmt
- Sie sind unglücklich verliebt, haben Liebeskummer
- Sie erlebten eine Enttäuschung, einen Unfall oder ein anderes traumatisches Ereignis, das auch lange zurückliegen kann oder Ihnen nicht bewusst ist
- Sie können keinen Trost annehmen
- Sie haben ein Unglück, das in der Vergangenheit passiert ist, noch nicht verarbeitet
- Sie haben Alpträume
- Sie leiden unter depressiven Verstimmungen

- Sie leiden unter Kälte oder Gefühllosigkeit der Hände oder Füße
- Ihre Stimme ist leise und schwach
- Sie fühlen sich wie betäubt, können nur noch an Ihr eigenes Unglück denken

Psychische Indikationen:
Bei nicht verarbeitetem psychischem oder physischem Trauma, unerträglich scheinenden Lebenssituationen, Trauer um einen nahe stehenden Menschen, Neurosen, Unfallfolgen, Liebeskummer, Alpträumen

TIPP: Star of Bethlehem ist hilfreich in der Krebstherapie, besonders beim Schock durch die Diagnose. Star of Bethlehem ist auch immer dann angezeigt, wenn man den Eindruck hat, dass der Gesundungsprozess durch nicht zu erklärende Umstände blockiert wird

TIPP: Star of Bethlehem unterstützt bei belastenden Lebenssituationen, macht sie erträglicher und hilft bei der Überwindung physischer und psychischer Verletzungen

30. Sweet Chestnut

Deutscher Name: Esskastanie
Botanischer Name: Castanea sativa

Blüte gegen totale Verzweiflung

Ihr Identifikationsschlüssel:

- Sie sind absolut verzweifelt und stehen vor dem totalen seelischen oder körperlichen Zusammenbruch
- Sie glauben, dass Sie nach einem noch nicht verarbeiteten Schicksalsschlag keine weiteren Schicksalsschläge mehr verkraften können
- Sie sehen keinen Ausweg aus Ihrer jetzigen Lage und lassen sich auch nicht helfen. Sie verbergen Ihre Gefühle vor anderen
- Sie befinden sich in einem extremen seelischen Ausnahmezustand (Sie haben vom Tod einer Ihnen nahe stehenden Person erfahren, Ihnen wurde die Diagnose einer lebensbedrohenden Krankheit gestellt)
- Sie fühlen sich innerlich völlig leer, isoliert von der Umwelt
- Sie haben keine Hoffnung mehr (vergleichen Sie mit Gorse)
- Sie verzweifeln in einer Situation, die Sie nicht verhindern konnten (Beispiel: Ihr Partner, Ihre Partnerin hat Sie verlassen, Ihnen würde gekündigt, Sie wurden arbeitslos)

Psychische Indikationen:
Bei äußerster Verzweiflung, Ausweglosigkeit, Depression, Hoffnungslosigkeit, seelischem oder körperlichem Zusammenbruch

31. Vervain

Deutscher Name: Eisenkraut
Botanischer Name: Verbena officinalis

Blüte gegen Übereifer

Ihr Identifikationsschlüssel:

- Sie sind intensiv, mit ganzem Herzen und mit Ihrer ganzen Person bei einer Sache, die sie einmal angefangen haben
- Sie nehmen Risiken in Kauf und sind bereit große Opfer zu bringen, um Ihre Ideen zu verwirklichen
- Sie sind oft von einer Idee begeistert und möchten andere Menschen mitreißen. Dabei setzen Sie sich über deren Einwände hinweg und sind frustriert, wenn Ihre Idee nicht ankommt
- Sie merken nicht, wenn Sie keine Kraft und Energie mehr haben, Sie zwingen sich dazu, unter allen Umständen weiterzumachen, geben nicht auf
- Sie sind gereizt und nervös, wenn etwas nicht so geht, wie Sie es wollen
- Sie sprechen und bewegen sich sehr schnell, manchmal wie gehetzt
- Sie sind innerlich ruhelos und angespannt, immer einsatzbereit und können nicht abschalten
- Sie leiden unter Verspannungen der Muskeln. Besonders betroffen sind Stirn, Augen, Mund und Kiefer
- Sie sind immer im Einsatz, oft überfordert und im Stress. Sie bemerken es selbst nicht oder wollen es nicht wahrhaben
- Als Patient sind Sie schwer zu behandeln, denn eigentlich wissen Sie alles besser
- Sie denken, wenn Sie anderen Menschen ihre Probleme abnehmen, helfen Sie ihnen am besten

- Gerechtigkeit ist Ihnen sehr wichtig
- Andere Menschen bezeichnen Sie als impulsiv, idealistisch oder auch besserwisserisch
- Sie sagen anderen im Übereifer, wie und was sie tun sollen, handeln für andere mit
- Sie versuchen andere Menschen zu ihrem Glück zu zwingen, drängen anderen Ihre Überzeugungen auf
- Sie wollen die Welt verbessern
- Andere Menschen werden von Ihrer Energie überrollt
- Sie haben starre Prinzipien und Überzeugungen

Kinder:

- Ein Kind ist immer der Anführer, will immer bestimmen, was und wie gespielt wird
- Ein Kind will abends nicht ins Bett gehen, weil es etwas verpassen könnte
- Ein Kind ist überaktiv, sprunghaft, kommt nicht zur Ruhe
- Ein Kind kann sich nicht über einen, seinem Alter entsprechenden Zeitraum, konzentrieren

Psychische Indikationen:
Bei Intoleranz, Fanatismus, Vorurteilen, Aufdringlichkeit, übertriebenem Enthusiasmus, bei Bedürfnis zu dominieren

Körperliche Indikationen:
Bei Stress, nervösen Spannungen, Schlaflosigkeit, Bluthochdruck, Verkrampfungen

TIPP: Bei chronischer Überforderung kann Vervain helfen, die heilende Entspannungsphase einzuleiten

32. Vine

Deutscher Name: Weinrebe
Botanischer Name: Vitis vinifera

Wenn Sie zu Intoleranz und Sturheit neigen

Ihr Identifikationsschlüssel:

- Sie befehlen gern und erwarten, dass sich alle nach Ihnen richten
- Nur Ihre Meinung zählt, Sie gehen keine Kompromisse ein
- Sie zwingen anderen Menschen Ihren Willen auf (z.B. Ihrem/r Partner/in, Kindern, Mitarbeitern)
- Bei Ihnen geht Verstand vor Gefühl
- Sie übernehmen selbstverständlich zu Hause und im Beruf die Führung, verhalten sich autoritär
- Sie bieten unter Umständen Ihren gesamten Einfluss auf, um Ihre Macht zu demonstrieren und Ihre Ziele zu erreichen
- Sie haben ein Gespür für die Schwächen anderer Menschen und nutzen diese für sich aus
- Sie wirken sehr selbstsicher und streng
- Sie werden manchmal als Haustyrann bezeichnet
- Sie nehmen keine Rücksicht auf andere, haben kein Mitleid
- Sie kennen kein schlechtes Gewissen
- Sie machen bewusst anderen Personen Angst um Ihre Ziele durchzusetzen (zum Beispiel als Vater oder Mutter Ihrem Kind gegenüber)
- Sie sind ein unleidlicher Patient, wollen dem Arzt Vorschriften machen
- Sie gehen davon aus, dass Sie immer recht haben und halten Diskussionen für überflüssig

- Wenn Sie stärkeren Menschen unterlegen sind, ordnen Sie sich zwar notgedrungen unter, lassen Ihren daraus resultierenden Ärger dann an schwächeren Menschen aus
- Sie beharren auf Ihrer Meinung und geben nicht zu, wenn Sie im Unrecht sind
- Ihr Starrsinn und Ihre Sturheit können zu körperlichen Spannungszuständen führen und Schmerzen auslösen

Kinder:

- Kinder sind in einer akuten Trotzphase, die Eltern wissen nicht, wie sie Grenzen setzen sollen, weil auch Konsequenz nicht hilft
- Kinder verhalten sich wie kleine Tyrannen, wollen immer ihren Willen durchsetzen
- Kinder regeln Konflikte mit anderen durch Gewalt

Psychische Indikationen:
Bei Sturheit, Intoleranz, starren Überzeugungen, Herrschsucht, rücksichtslosem Dominanzbedürfnis, Fanatismus, Pedanterie, Rechthaberei, Bevormundung, geistiger Unbeweglichkeit, Humorlosigkeit

Körperliche Indikationen:
Bluthochdruck, Gelenkdegeneration, Leberstörungen, Verkalkung

33. Walnut

Deutscher Name: Walnuss
Botanischer Name: Juglans regia

Die Blüte für Übergangsphasen

Ihr Identifikationsschlüssel:

- Sie befinden sich in einer schwierigen Übergangsphase (Schul- oder Berufsanfang, Schul- oder Berufswechsel, Trennung vom Partner, Scheidung, Pensionierung, Umzug in andere Stadt oder Altersheim)
- Ihr Leben verändert sich entscheidend (Schwangerschaft, Wechseljahre, eine lebensbedrohende Krankheit)
- Sie haben zwar eine für Sie wichtige Entscheidung getroffen, scheuen sich aber diese umzusetzen
- Ein Ereignis zwingt Sie zum Überdenken Ihres Lebenszieles, Sie fühlen sich einer Entscheidung aber nicht gewachsen
- Sie können sich nicht von einer Gewohnheit trennen, obwohl Sie genau wissen, dass es für Ihre Weiterentwicklung notwendig ist (z.B. eine unbefriedigende Partnerschaft beenden, einen unbefriedigenden Beruf aufgeben)
- Sie haben sich von Ihrem Partner/ Ihrer Partnerin getrennt, können die Bindung aber gefühlsmäßig noch nicht lösen
- Sie wurden von Ihrem Partner, Ihrer Partnerin verlassen, Sie müssen ab jetzt allein zurechtkommen und fühlen sich deshalb einsam, hilflos und unglücklich
- Sie leiden unter Hauterkrankungen
- Sie müssen eine schwerwiegende, persönliche Entscheidung treffen und wissen auch, was sie wollen. Sie sind aber von einem anderen Menschen (Elternteil, Partner, Lehrer) abhängig und lassen sich beeinflussen

- Von Ihnen wird gesagt, dass Sie sehr gutgläubig sind
- Sie lassen sich leicht verunsichern und von anderen beeindrucken

Kinder:

- Walnut erleichtert Neugeborenen (ins erste Badewasser gegeben) den Eintritt ins Leben
- Ein Kind wird eingeschult
- Ein Kind kommt in die Pubertät und leidet in diesem Zusammenhang unter seelischen Problemen (z.B. Unzufriedenheit, kein Berufsziel, "null Bock")
- Ein Kind kommt in die Pubertät und leidet in diesem Zusammenhang unter körperlichen Problemen (z.B. Hautunreinheiten, Veränderungen des Körpers, Beginn der Menstruation, "feuchte Träume")

Psychische Indikationen:
Bei persönlichen Krisen, Lebensumstellung, Abhängigkeit von Autoritätspersonen, Mangel an Selbstsicherheit, zu großer Beeinflussbarkeit, Labilität in neuen Lebensphasen, Gewohnheiten, übertriebener Anpassung, Pubertät, Schwangerschaft, Klimakterium, Geburt

Körperliche Indikationen:
Während des Klimakteriums, bei Infektionen, Zahnungsbeschwerden, nach der Geburt eines Kindes, bei Neugeborenen ins Badewasser, bei Hautkrankheiten (Neurodermitis), hormonellen Störungen, zur Unterstützung chiropraktischer Behandlungen an der Wirbelsäule

TIPP: Walnut kann Therapeuten helfen, sich gegen Patienten energetisch abzugrenzen

TIPP: Walnut stärkt das innere Gleichgewicht, wenn durch Agrimony die bisherigen Abwehrmechanismen aufgegeben werden (zum Beispiel bei Suchtkrankheiten)

34. Water Violet

Deutscher Name: Sumpfwasserfeder
Botanischer Name: Hottonia palustris

Sie sind ein Einzelgänger und leiden unter Kontaktproblemen

Ihr Identifikationsschlüssel:

- Ihre innere Freiheit ist Ihnen außerordentlich wichtig, Sie empfinden sogar den Rat anderer Menschen als Einmischung in Ihr Leben
- Es fällt Ihnen schwer Ratschläge oder Geschenke anzunehmen
- Sie wollen andere Menschen nicht mit Ihren Problemen belasten, Sie bitten nicht um Hilfe. Im Gegensatz dazu holen sich andere Menschen gern Ihren Rat
- Sie sind in Gegenwart anderer Menschen angespannt, verkrampft und unzugänglich, wirken auf andere aber herablassend oder überheblich
- Ihre Mitmenschen erleben Sie als verschlossen oder arrogant
- Sie können nicht unbefangen auf andere Menschen zugehen und wissen nicht, wie Sie anderen Menschen offener begegnen können
- Sie suchen einerseits die Einsamkeit, leiden andererseits darunter und fühlen sich unglücklich
- Sie mögen keine emotional geführten Auseinandersetzungen, fühlen sich unter Druck gesetzt
- Sie empfinden oft andere Menschen als aufdringlich
- Im Krankheitsfall sind Sie sehr ruhig und in sich gekehrt. Sie beklagen sich nicht, wollen keine Anteilnahme
- Sie unterdrücken Ihre Gefühle, weinen selten

Kinder:

- Kinder sind sehr schüchtern und eher Einzelgänger, spielen lieber für sich
- Kinder sind sehr verschlossen

Psychische Indikationen:
Bei Kontaktproblemen, Schüchternheit, Bindungsangst, Gefühlskälte, Distanziertheit, Unnahbarkeit

Körperliche Indikationen:
Zu Beginn einer Krankheit, bei Verspannungen und innerer Anspannung

35. White Chestnut

Deutscher Name: Rosskastanie
Botanischer Name: Aesculus hippocastanum

Blüte für klares Denken und Konzentration

Ihr Identifikationsschlüssel:

- Bestimmte Gedanken oder Bilder wandern in Ihrem Kopf, lassen Sie nicht zur Ruhe kommen
- Ein (bevorstehendes) Ereignis beschäftigt Sie sehr (Sie planen z.B. eine Feier oder einen Urlaub und befürchten, dass Sie etwas vergessen)
- Sie bereiten sich auf eine Prüfung vor und können sich nicht mehr richtig auf den Lehrstoff konzentrieren
- Sie machen sich Sorgen, grübeln immer wieder über dem gleichen Problem, ohne eine Lösung zu finden
- Sie sind überaktiv, hektisch, innerlich unruhig. Im Alltag sind Sie unkonzentriert, hören z.B. nicht, wenn Sie angesprochen werden
- Sie wachen nachts wegen quälender Gedanken auf oder können abends erst gar nicht einschlafen
- Durch die innere Anspannung knirschen Sie im Schlaf mit den Zähnen oder mahlen mit dem Kiefer
- Sie leiden unter Verspannungen der Stirn und Augen
- Sie leiden unter Schlafmangel, sind sehr unausgeglichen, weil Sie nicht genügend schlafen

Psychische Indikationen:
Bei Konzentrationsstörungen, zwanghaftem Denken, geistiger Übererregung

Körperliche Indikationen:
Bei Schlafstörungen, Kopfschmerzen durch geistige Überbeanspruchung, Spannungszuständen

36. Wild Oat

Deutscher Name: Waldtrespe
Botanischer Name: Bromus amosus

Blüte für Klarheit bei fehlendem Lebensziel und Lebenssinn

Ihr Identifikationsschlüssel:

- Sie stecken zur Zeit in einer Krise, müssen Ihr Leben neu ordnen, wissen nicht wie es weitergehen soll
- Weil Sie ständig auf der Suche nach dem Sinn des Lebens sind, erkennen Sie die Chancen nicht, die sich Ihnen bieten
- Sie sind mit Ihrem bisherigen Leben unzufrieden, wissen nicht, was Sie wirklich wollen
- Sie leben in einer für Sie unbefriedigenden Partnerschaft. Sie harren aus, weil Sie für sich keine anderen Möglichkeiten sehen
- Sie glauben, anderen Menschen fällt es leichter als Ihnen, ihren Weg zu finden
- Sie haben keine genauen Vorstellungen davon, was Sie aus Ihrem Leben machen sollen und sind deshalb unzufrieden und deprimiert
- Sie fangen alle möglichen neuen Projekte an, bringen aber nichts zustande
- Sie haben die Orientierung verloren, alles was bisher von Bedeutung für Sie war, stellen Sie in Frage
- Sie haben zwar viele Neigungen und Begabungen, sind aber unentschlossen und wissen nicht, welchen Beruf Sie ergreifen sollen
- Sie möchten sich nicht festlegen
- Sie wissen zwar, dass sich etwas ändern muss, aber nicht wie und was
- Sie sind unzufrieden in einem für Sie unpassenden Beruf

Kinder:

- Jugendliche stehen vor entscheidenden Veränderungen, die sie aber eher in ihrer Aktivität lähmen (nach dem Schulabschluss beginnt die Suche nach einem Beruf, Absagen auf die Bewerbungen frustrieren sie)

Psychische Indikationen
Bei Ziellosigkeit, Neubeginn, fehlendem Lebenssinn, Unentschlossenheit, Unzufriedenheit, Partnerschafts- oder Berufskrise

Körperliche Indikationen:
Bei Depressionen oder Krankheiten, die ihre Ursache in Unzufriedenheit haben

TIPP: Wild Oat ist eine gute Kombinationsblüte. Sie wirkt am besten, wenn sie über einige Monate hinweg eingenommen wird. Auf diese Weise ermöglicht sie Ihnen allmählich eine Klärung der eigenen Bedürfnisse und Vorstellungen vom Leben

37. Wild Rose

Deutscher Name: Heckenrose
Botanischer Name: Rosa canina

Diese Blüte weckt wieder das Interesse am Leben

Ihr Identifikationsschlüssel:

- Sie sind teilnahmslos, lustlos und apathisch
- Sie glauben, dass Ihre Lebensumstände hoffnungslos sind und resignieren
- Sie haben durch unbewusste, negative Entscheidungen Ihre Lebensfreude verloren
- Sie haben alle Versuche aufgegeben Ihr Leben selbst zu gestalten, Sie lassen alles mit sich geschehen. Sie finden sich mit Ihrem Schicksal ab (zum Beispiel: bedrückende Partnerschaft, unbefriedigender Beruf)
- Sie verhalten sich Ihrer Umwelt gegenüber gleichgültig, fühlen sich innerlich leer
- Sie beklagen sich nicht über Ihren Zustand, halten ihn für unabänderlich
- Sie fühlen sich schwach, kraftlos, haben keine Energie
- Ihre Stimme ist leise und monoton
- Menschen im negativen "Wild Rose-Zustand" sind sich meist Ihrer Lage nicht bewusst, deshalb können sie keine Hilfe erbitten
- Sie haben Talente und Begabungen, probieren auch aus, aber nichts befriedigt Sie wirklich
- Oft betrifft der negative Wild Rose-Zustand Erwachsene, von denen als Kind erwartet wurde, lieb, anspruchslos und pflegeleicht zu sein

Psychische Indikationen:
Bei Apathie, Antriebslosigkeit, Gleichgültigkeit, Resignation, Rekonvaleszenz, Verlust der Lebensfreude

Körperliche Indikationen:
Bei kräftezehrenden Krankheiten, zur Unterstützung der Genesung nach einer Krankheit. Falls Vitamin- oder Mineralmangel besteht, eine Anämie oder andere organische Krankheit (Herz, Niere, Hormonsystem) vorliegt, unterstützt Wild Rose die ärztliche Therapie

TIPP: Es ist möglich und in einer Psychotherapie durchaus sinnvoll, dass Wild Rose den eigenen Zustand bewusst macht. In diesem Fall sind noch andere Blüten zur Unterstützung und Stabilisierung (z.B. Star of Bethlehem) notwendig

38. Willow

Deutscher Name: Gelbe Weide
Botanischer Name: Salix vitellina

Blüte für Versöhnung und Verzeihung

Ihr Identifikationsschlüssel:

- Sie sind vom Leben oder von den Menschen enttäuscht
- Sie fühlen sich von Ihrem Partner oder Partnerin, Ihrem Vorgesetzten (oder auch vom Leben allgemein) ungerecht und schlecht behandelt
- Sie haben im harmonischen Seelenzustand einen gut entwickelten Gerechtigkeitssinn, unter ungünstigen Bedingungen schlägt dieser aber in Verbitterung und Selbstgerechtigkeit um
- Sie fühlen sich als Opfer bestimmter Umstände
- Die Hilfe von anderen ist für Sie selbstverständlich, Sie sind aber selbst nicht bereit, etwas für andere zu tun
- Sie sehen grundsätzlich in allem das Negative
- Sie können nicht oder nur schwer verzeihen (Sie sprechen nach einem Streit stundenlang nicht mit Ihrem Partner oder Ihrer Partnerin)
- Sie sind verbittert, missgünstig und rachsüchtig
- Sie suchen immer einen Schuldigen

Kinder:

- Kinder versuchen durch Schmollen, beleidigt sein und schlechte Laune ihren Willen und ihre Wünsche durchzusetzen
- Kinder oder Jugendliche fühlen sich von den Eltern ungerecht behandelt und sind von ihnen enttäuscht
- Kinder sind maßlos, wollen alles haben

- Kinder können keine Grenzen akzeptieren
- Kinder im negativen Willow-Zustand haben (zum Beispiel durch eine sehr nachgiebige, inkonsequente Erziehung und Erfüllung aller Wünsche) eine sehr niedrige Frustrations- und Toleranzschwelle. Wenn es einmal ernst wird und ihnen die Einsicht abverlangt wird, dass etwas unmöglich ist, fühlen sie sich persönlich beleidigt und setzen alle ihre Möglichkeiten ein, um zu bekommen, was sie wollen

Psychische Indikationen:
Bei Verbitterung, Rachsucht, Unversöhnlichkeit, Missgunst, Enttäuschung

Die Notfalltropfen

Die Notfalltropfen sind eine Besonderheit unter den Bach-Blüten. Sie wurden von Dr. Bach selbst als Kombinationsmittel zusammengestellt. Diese Blütenkombination ist fertig gemischt erhältlich.

Die Notfalltropfen sind die bekanntesten Bach-Blüten und sollten in keinem Haushalt fehlen. Ich empfehle Ihnen, die Notfalltropfen auch mitzunehmen, wenn Sie aus dem Haus gehen, denn Sie können nicht vorhersehen, ob ein Notfall eintritt und Sie oder andere die Tropfen brauchen.

Beachten Sie bitte unbedingt: Die Notfalltropfen ersetzen nicht den Arztbesuch!

Bei ernsten Erkrankungen oder Unfällen muss unbedingt ein Arzt konsultiert, je nach Schwere der Erkrankung sollte sogar der Notarzt gerufen werden. Bis zum Eintreffen des Arztes können Sie aber den Patienten mit den Notfalltropfen beruhigen und den Schock, die Angst und die Panik mildern.

Sie können aber nicht nur dem Patienten mit der Blütenkombination helfen, auch für Sie als Helfer ist das Mittel wunderbar geeignet, damit Sie einen klaren Kopf behalten um das Notwendige zu veranlassen. So können Sie den Patienten besser beruhigen und übertragen nicht noch Ihre eigene Angst und Panik.

Bei vielen kleinen Unpässlichkeiten helfen die Notfalltropfen gut. Es bieten sich unzählige Einsatzmöglichkeiten an, vor allem auch bei Kindern. Manchmal schreit das Kind nur und Sie wissen nicht genau was passiert ist. Es braucht nur ein bisschen Blut zu fließen und der kleine Patient gerät in Panik. Dann ist es schwer, das Kind zu untersuchen und die Ursache herauszufinden. Ich selbst habe schon sehr oft die beruhigende Wirkung der Tropfen bei Kindern und Erwachsenen erlebt.

Anwendungsmöglichkeiten der Notfalltropfen

Notfalltropfen können Sie in allen kritischen Situationen einsetzen und auch vorbeugend einnehmen, damit es nicht zu einer psychischen oder physischen Eskalation kommt. Dabei sind die Bach-Blüten vollkommen ungefährlich, frei von Nebenwirkungen und es entsteht keine Abhängigkeit.

Die Notfalltropfen enthalten folgende Bach-Blüten:

- 6. Cherry Plum - Gegen extreme innere Spannung
- 9. Clematis - Gegen Neigung zu Ohnmacht und geistige Abwesenheit
- 18. Impatiens - Gegen psychischen Stress und Unruhe
- 26. Rock Rose - Gegen Verzweiflung und Panik
- 29. Star of Bethlehem - Gegen Schock, heilt psychische und physische Verletzungen

Die Notfalltropfen sind die erste Hilfe Notsituationen, sie ersetzen aber nicht den Arztbesuch. Bei Lebensgefahr, bei plötzlich auftretenden schweren Erkrankungen (wie Herzinfarkt, Schlaganfall oder Kolik) oder bei schweren Unfällen rufen Sie unbedingt zuerst einen Arzt, oder wenn es die Situation erfordert, einen Notarzt!

Die Einnahme als Konzentrat aus der Stockbottle sollte nicht zu einer ständigen Gewohnheit werden. Sie können die Notfalltropfen aber durchaus über einen etwas längeren Zeitraum einnehmen (zum Beispiel nach einem Trauerfall) und sich eine Einnahmeflasche herstellen.

Wichtig: Auch bei einer längeren Einnahme entsteht keine körperliche Abhängigkeit wie bei manchen anderen Medikamenten! Es kann aber durchaus eine emotionale Abhängigkeit daraus entstehen ("Ich komme ohne die Tropfen nicht mehr aus"). Wenn dies der Fall sein sollte, suchen Sie bitte professionellen Rat.

Um Ihnen eine Vorstellung der Einsatzmöglichkeiten zu geben, habe ich für Sie eine Auswahl zusammengestellt.

Beispiele für den Einsatz der Notfalltropfen:

- zur Beruhigung nach Unfällen aller Art, Verletzungen, Sturz
- bei einem Insektenstich (einen Tropfen auf die Einstichstelle)
- zur Beruhigung bei Panik- oder Angstzuständen
- zur Beruhigung nach dem Tod einer Ihnen nahe stehenden Person
- bei Angst vor einer Operation
- bei Angst vor Arzt- oder Zahnarztbesuch (auch Angst vor Spritzen)
- zur Beruhigung nach Erhalt einer schlimmen Nachricht
- zur Beruhigung nach einem Schock durch Diagnose einer schweren Krankheit
- zur Beruhigung nach einem Familienstreit
- zur Beruhigung nach Meinungsverschiedenheit mit dem Vorgesetzten
- bei Trennung vom Partner
- vor Scheidungs- oder Gerichtstermin
- vor einem Bewerbungsgespräch
- vor Klausuren oder Prüfungen (auch Führerscheinprüfung)
- nach einem Alptraum
- bei Angst vor der Geburt (auch für werdende Väter zur Beruhigung)

Selbst auf die Gefahr hin, dass ich Sie nerve, aber...: Suchen Sie bei unklaren oder länger andauernden Beschwerden und ernsthaften Erkrankungen einen Arzt auf

Dosierung der Notfalltropfen akut

Sie dosieren dem individuellen Anlass entsprechend:

- In akuten Situationen geben Sie 1 bis 4 Notfalltropfen aus der Vorratsflasche in ein halbes Glas Wasser und trinken es in einem Zeitraum bis zu einer Viertelstunde. Im Bedarfsfall können Sie die Einnahme wiederholen bis eine Besserung des Zustandes eingetreten ist.

Wenn Sie kein Wasser zur Verfügung haben, können Sie auch einen Tropfen aus der Stockbottle auf die Handinnenfläche geben und mit der Zunge aufnehmen. Im Bedarfsfall wiederholen bis der Schock abklingt.
Einem Bewusstlosen können Sie einen Tropfen Notfalltropfen auf die Lippen träufeln und einen Tropfen auf die Schläfen, die Stirn oder hinter die Ohren tupfen. **Niemals einem Bewusstlosen ein Getränk einflößen, Erstickungsgefahr!**

Zubereitung und Dosierung einer Notfalltropfen-Einnahmeflasche

Die Einnahmeflasche mit Notfalltropfen wird mit der doppelten Anzahl Tropfen zubereitet:

In eine 30 ml Medizinflasche mit Tropfer oder Pipette geben Sie:

- 6 Tropfen der Notfallmischung aus der Stockbottle (die Original Bach-Blüten Vorratsflasche) und fügen
- 10 ml Alkohol (38%) Brandy und
- 20 ml Quellwasser (ohne Kohlensäure) zu.

Nehmen Sie von dieser Mischung 4 x 5 Tropfen über den Tag verteilt. Wenn Sie die Notfalltropfen mit anderen Bach-Blüten in einer Einnahmeflasche kombinieren wollen, gelten sie als ein Mittel. Nehmen Sie aber auch hier die doppelte Menge an Tropfen (das entspricht 6 Tropfen aus der Stockbottle auf 30 ml Flüssigkeit).

Weitere Anwendungsmöglichkeiten der Notfalltropfen

Die Notfall-Tropfen können auch äußerlich, zum Beispiel bei Umschlägen angewendet werden:
Dazu geben Sie 6 Tropfen aus der Stockbottle in 1/2 l kaltes Wasser. Dieses Notfall-Wasser nehmen Sie für Wickel und Umschläge, beispielsweise bei Ekzemen, bei Insektenstichen, Sonnenbrand oder Verbrennungen.
Eine andere Anwendungsmöglichkeit sind Teilbäder, wenn zum Beispiel die Hände oder Füße betroffen sind.

Achtung! Keine Selbstbehandlung bei schweren oder ausgedehnten Verbrennungen!

Verbrennungen und Verbrühungen

werden in Schweregrade eingeteilt:

- Verbrennungen ersten Grades zeigen sich durch starke Rötung und stechende Schmerzen.
- Eine Verbrennung zweiten Grades liegt vor, wenn sich Blasen bilden und die betroffene Hautstelle rissig ist. Die Schmerzen sind sehr stark.
- Verbrennungen zweiten Grades sind nur dann selbst behandelbar, wenn die verbrannte oder verbrühte Fläche kleiner ist als die Fläche einer Hand des Patienten **(keine Experimente bei Kindern!)**. Auch bei Verbrennungen zweiten Grades besteht Lebensgefahr, wenn die verbrannte Fläche der Haut größer als 50% ist.
- Bei Verbrennungen dritten Grades ist das Gewebe stark geschädigt, das rohe Fleisch ist sichtbar. Durch den Schock können Schmerzen ausbleiben. Egal wie ausge-

dehnt die verbrannte Hautfläche ist, ziehen Sie unbedingt sofort einen Arzt hinzu.

- Die schwerste Form sind Verbrennungen vierten Grades. Die Haut ist durch direkte Einwirkung der Hitze (Feuer oder Strom) schwarz verkohlt. Es besteht akute Lebensgefahr! Sofort Notarzt rufen!

Sofortmaßnahmen direkt nach einer Verbrennung
Eiswasser (angereichert mit Notfalltropfen) verhindert oft eine weitere Gewebeschädigung. Im Anschluss an eine Kühlung wird die Wunde steril abgedeckt. Wenn der Patient unter Schock steht, aber bei Bewusstsein ist, lassen Sie ihn Wasser, Fruchtsaft oder Brühe trinken **(niemals einem Ohnmächtigen ein Getränk einflößen!).**

Rufen Sie sofort einen Arzt oder suchen ein Krankenhaus auf, wenn die betroffene Hautstelle größer als die Handfläche des Verletzten ist, der Patient unter Schock steht, fiebert oder erkennbare Anzeichen einer Infektion vorliegen.
Bei Verbrennungen dritten und vierten Grades, egal wie groß die betroffene Hautverletzung ist, sofort Notarzt verständigen.
Bei allen Verbrennungsgraden besteht die Gefahr einer Infektion. Deshalb auch kleinere verbrannte Hautstellen möglichst steril halten und Schmutz und Erdkontakt meiden.

Die Notfall-Creme

Es gibt auch eine Notfall-Creme, die bei Hautproblemen (rote Stellen oder trockene Ekzeme) und bei Verletzungen der Haut (z.B. Schürfwunden) zur schnelleren Heilung beiträgt.
Die käufliche fertige Creme enthält die Blüten Cherry Plum, Crab Apple, Clematis, Impatiens, Rock Rose und Star of Bethlehem.

Zubereitung einer Creme mit Notfalltropfen
Ich mische mir schon lange meine Notfallcreme selbst mit den Notfalltropfen Nr. 40 der Firma Keilholz:

In eine saubere Cremedose fülle ich 10 g Creme (z.B. Halicar® **oder** BIOSUN Zellstromcreme "electrique"), gebe 8 Tropfen Blütenmischung Nr. 40 der Firma Keilholz dazu und rühre mit dem Stiel eines Plastiklöffels die Tropfen gut ein.

Durch den Alkohol in den Tropfen ist die selbstgemachte Notfall-Creme schon etwas konserviert. Trotzdem bewahre ich die Creme kühl auf und verbrauche sie innerhalb von sechs Wochen. Ich verwende die Creme nicht mehr, wenn sich Geruch oder Farbe verändern.

Die Notfalltropfen Nr. 40 enthalten außer den schon bekannten Notfall-Blüten noch Arnika und Braunelle. Beide Pflanzen wirken besonders günstig bei Hautproblemen, sowohl innerlich als auch äußerlich angewandt.

Bei tiefen oder entzündeten Wunden, aber auch wenn ein Fremdkörper in die Wunde eingedrungen ist, sehen Sie bitte von einer Selbstbehandlung ab und ziehen einen Arzt zu Rate.

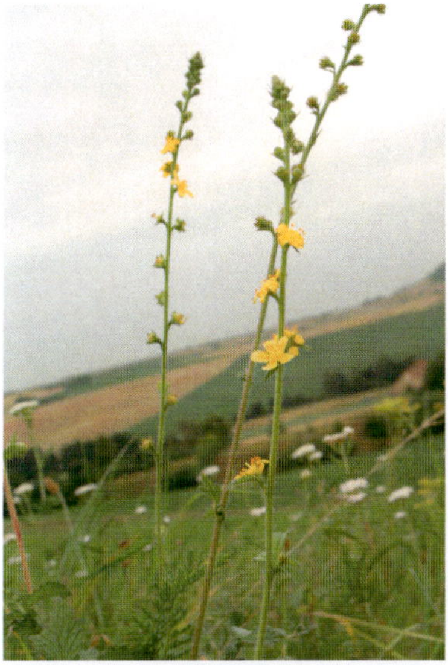
Agrimony

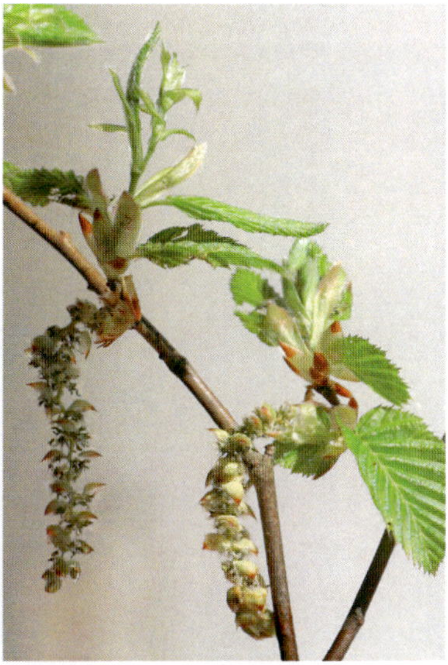
Beech

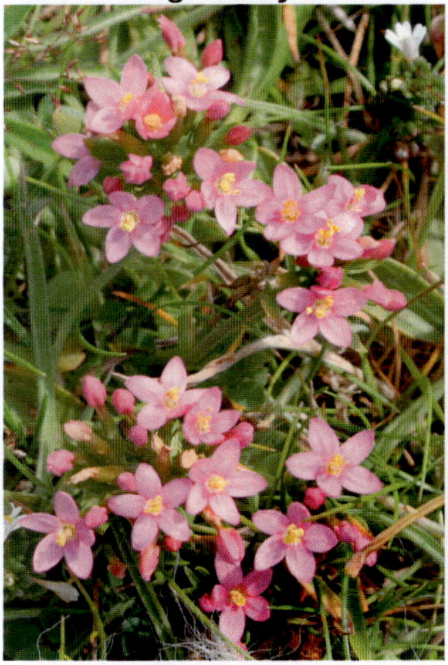
Centaury

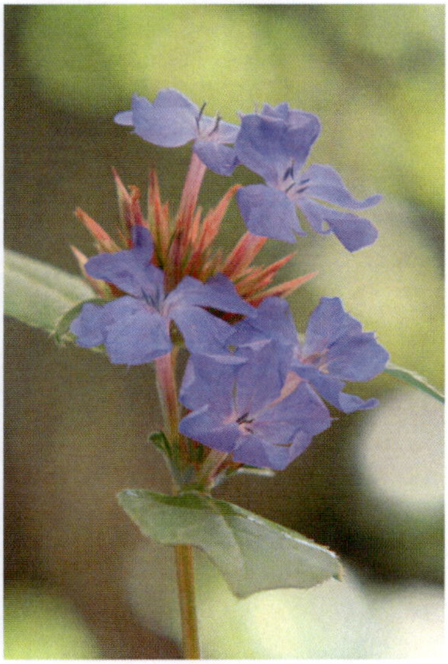
Cerato

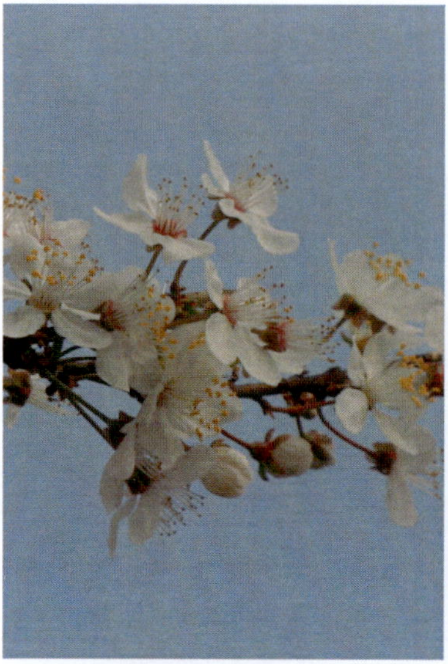

Cherry Plum

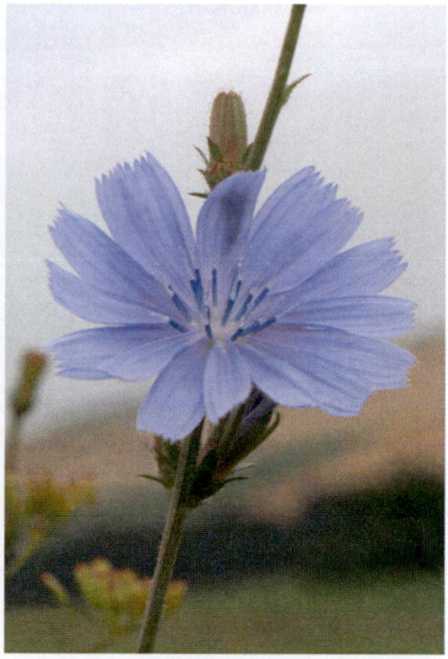

Chicory

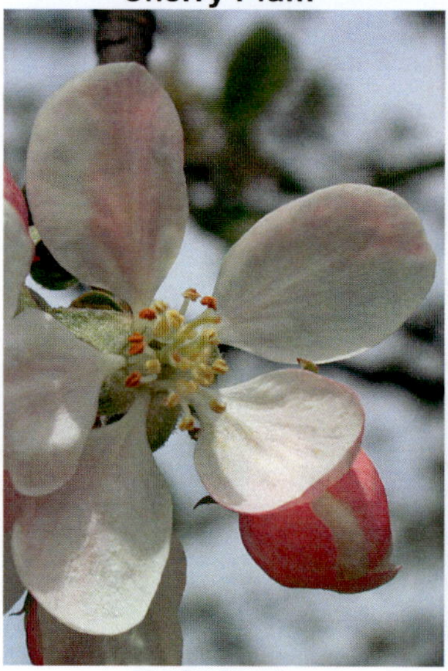

Crab Apple

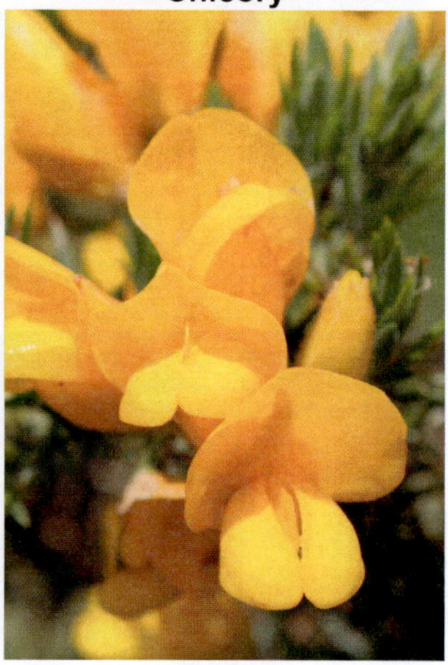

Gorse

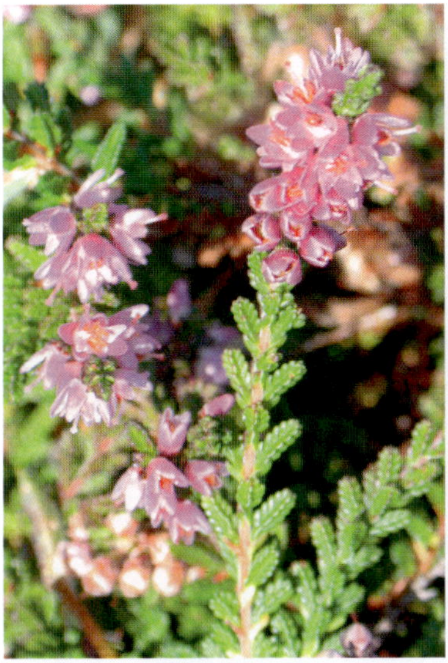

Heather

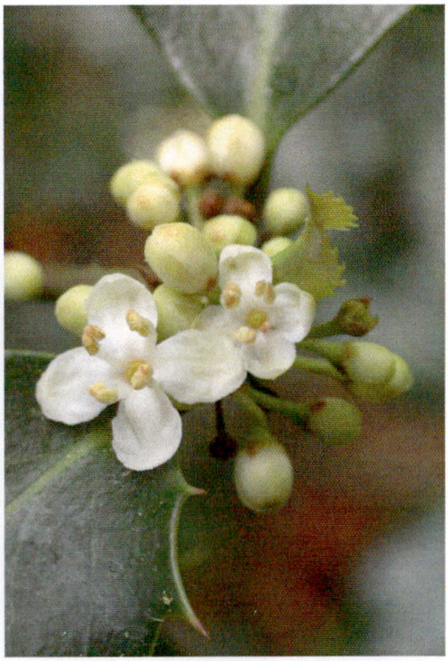

Holly

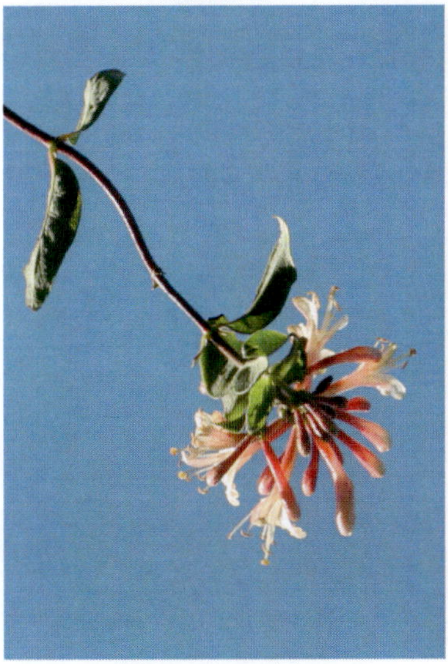

Honeysuckle

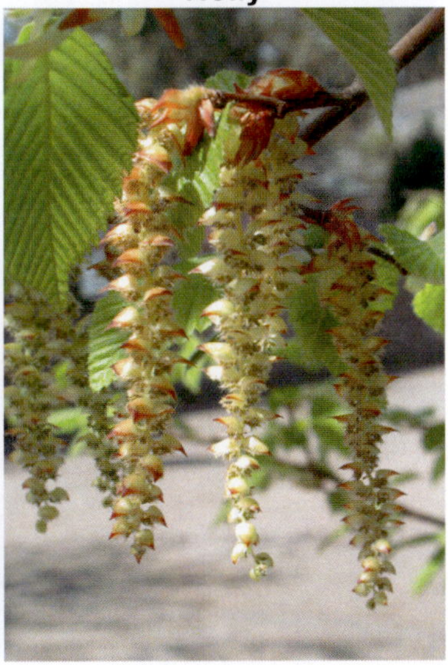

Hornbeam

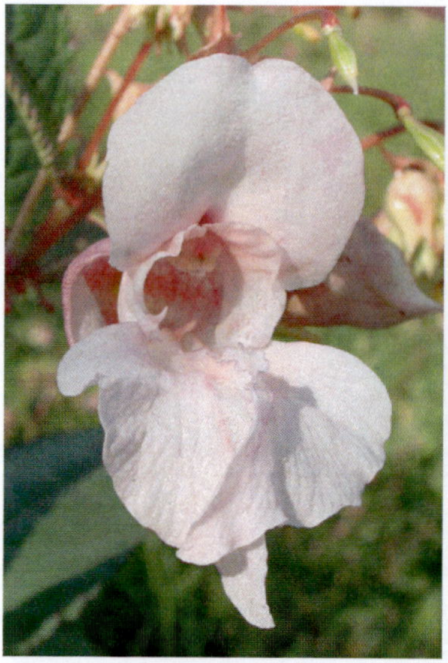

Impatiens

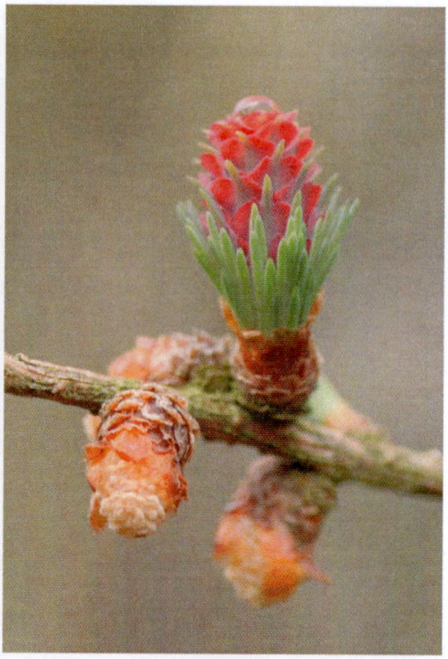

Larch

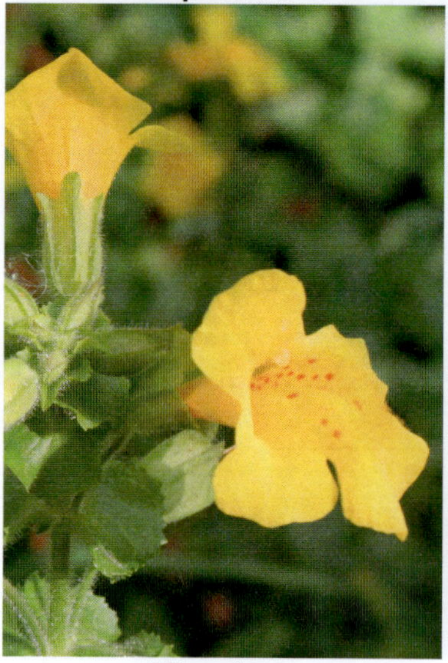

Mimulus

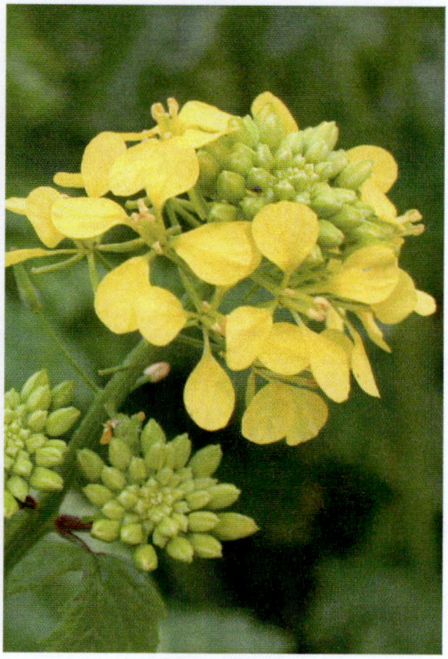

Mustard

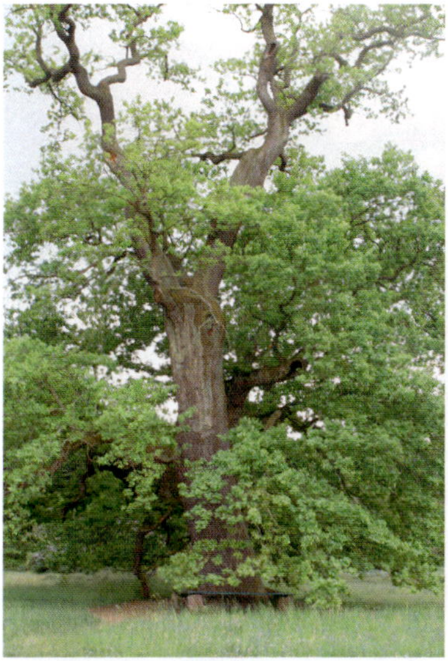
Oak

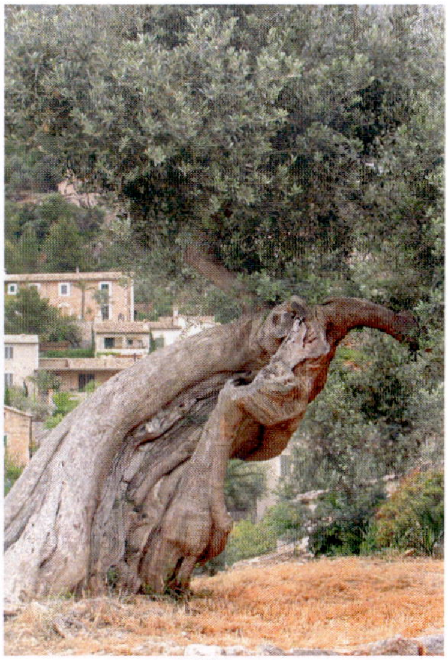
Olive

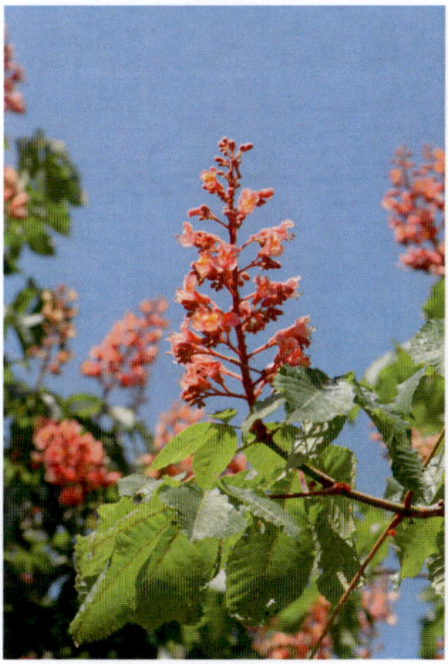
Red Chestnut

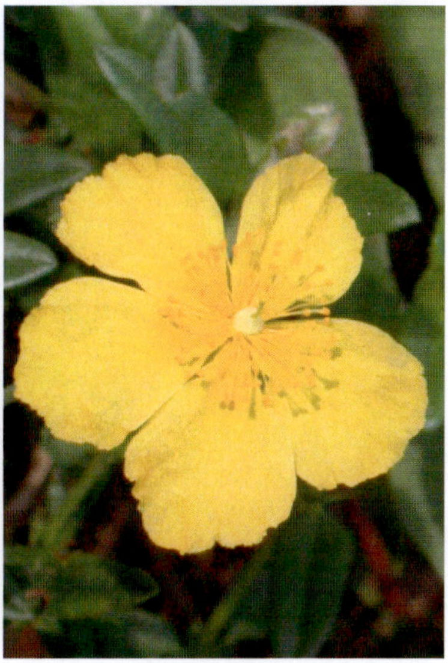
Rock Rose

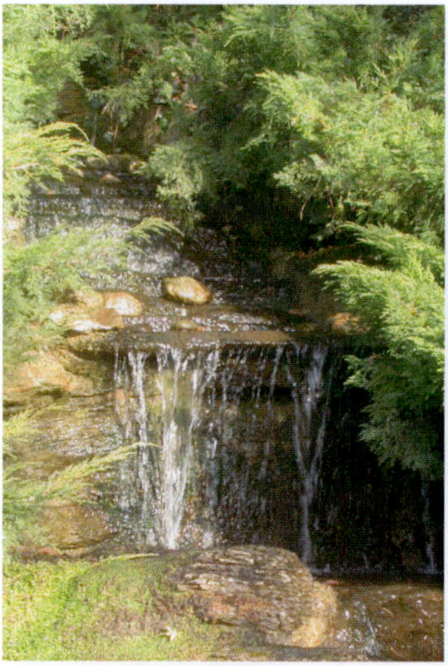

Rock Water

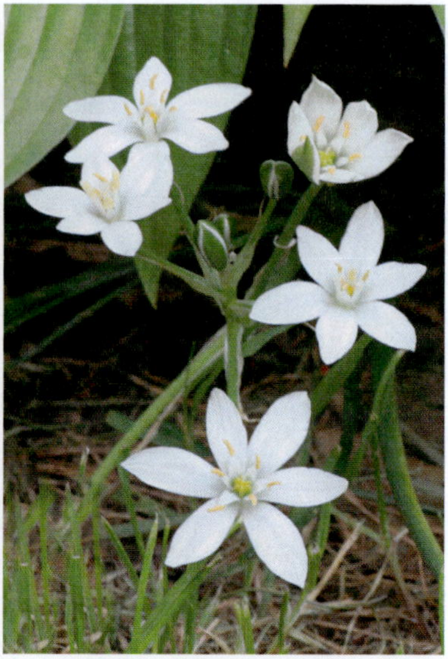

Star of Bethlehem

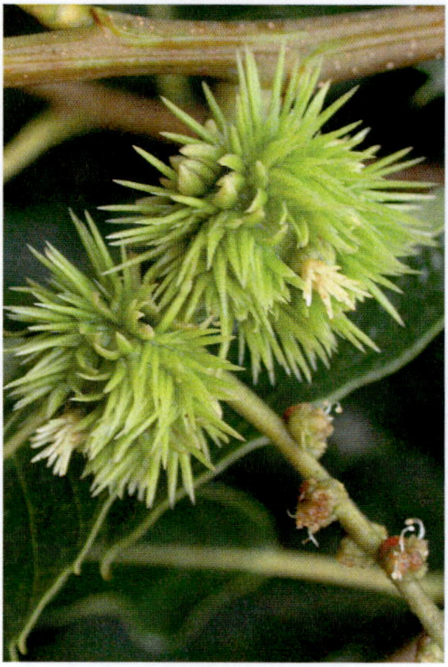

Sweet Chestnut

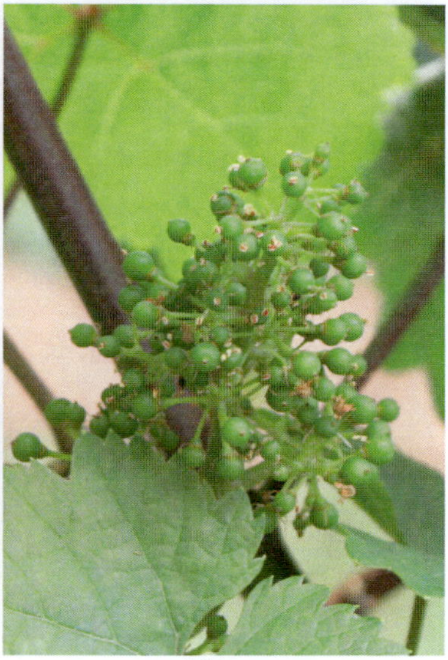

Vine

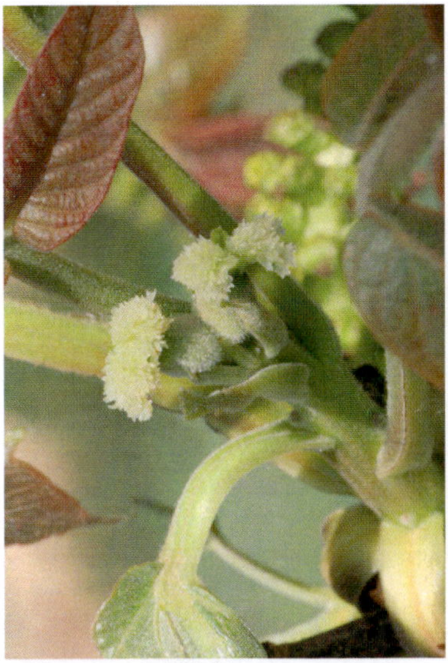
Walnut

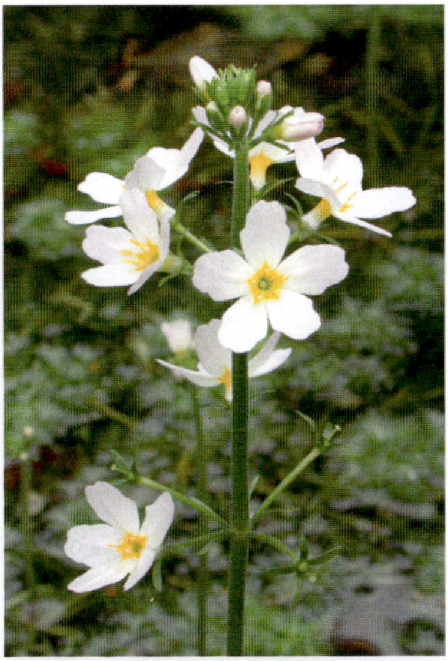
Water Violet

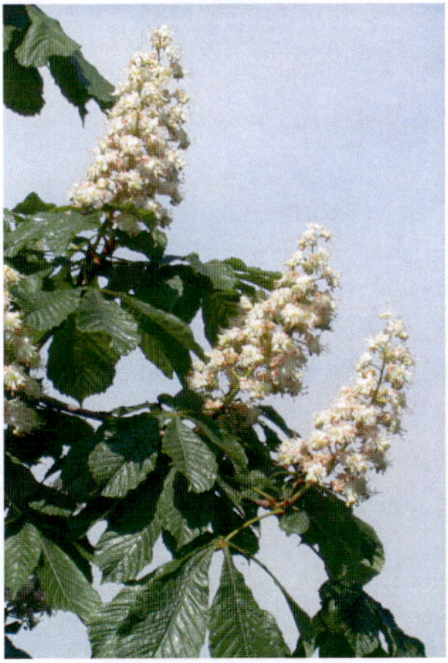
White Chestnut

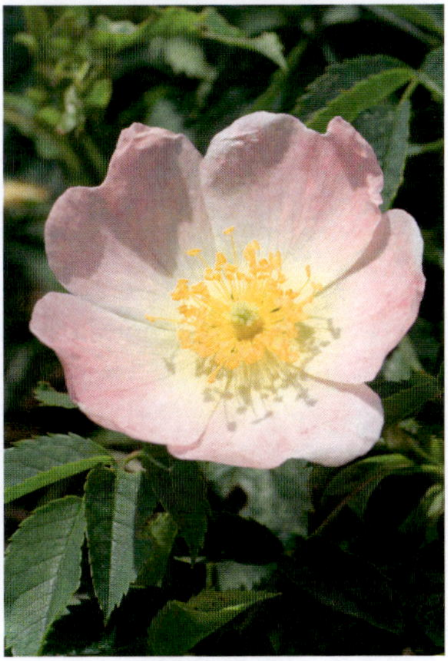
Wild Rose

Bach-Blüten, die bei Allergien helfen können

Wenn Sie unter Allergien (auch Heuschnupfen) leiden, können die unten aufgeführten Bach-Blüten unterstützend wirken.

Stellen Sie sich eine Blütenkombination als Einnahmeflasche her. Diese verdünnten Tropfen nehmen Sie über einen Zeitraum von etwa 6 Wochen kurmäßig ein (3-4 Mal täglich 5 Tropfen).

Bei akuten, starken Beschwerden können Sie die Notfalltropfen zusätzlich auch aus der Stockbottle einnehmen (1 Tropfen auf 1/2 Glas Wasser, 3-4 Mal täglich).

Sie können bei Hautreizungen und trockenen Ausschlägen zusätzlich Notfall-Creme verwenden.

Bei nässenden Ausschlägen, auch bei Windpocken, können die Notfalltropfen auch äußerlich in Form von Umschlägen angewandt werden: 2-3 Tropfen aus der Stockbottle auf 1/4 l Wasser.

- **Beech** - Rotbuche ist geeignet bei Hautausschlägen und Ekzemen.
- **Crab Apple** - Holzapfel ist geeignet bei Hautunreinheiten, Ekzemen, Infektionen und wiederkehrenden Entzündungen.
- **Holly** - Stechpalme ist geeignet bei starken allergischen Reaktionen, Heuschnupfen, Entzündungen, allergischem Reizhusten und als zusätzliche Hilfe bei Asthma.
- **Impatiens** - Drüsentragendes Springkraut ist geeignet bei Allergien, Juckreiz und Hautproblemen (besonders Neurodermitis).
- **Notfalltropfen** können Sie bei akuten Beschwerden zusätzlich geben. Bei einem Insektenstich geben Sie 1 Tropfen auf die Einstichstelle.

Die Einteilung der Blüten nach Dr. Bach

Für Dr. Bach war der Gemütszustand eines Kranken von Bedeutung und weniger die Krankheit an sich. Eine Krankheit zeigt eine Schwächung der Persönlichkeitsstruktur an. Deshalb waren für eine Heilung die individuellen seelischen Disbalancen und körperlichen Symptome des Betroffenen entscheidend.

Aus dieser Erkenntnis heraus fand er sieben grundlegende Gemütszustände, denen er seine Blütenmittel zuordnete.

Diese Hauptgruppen sind:

- **Angst**
- **Unsicherheit**
- **Zu wenig Interesse an der Gegenwart**
- **Einsamkeit**
- **Überempfindlichkeit**
- **Mutlosigkeit und Verzweiflung**
- **Probleme im Umgang mit anderen Menschen**

Die fünf Blüten gegen Angst (nach Dr. Bach)

Aspen
Bei Angst, die Sie nicht erklären können. Angst davor, dass etwas Schlimmes, Unvorhersehbares passieren könnte.

Cherry Plum
Bei Angst vor Kontrollverlust über die eigenen Gefühle durch starke emotionale Spannungen. Sie befürchten, dass Sie die Selbstbeherrschung verlieren und ausrasten könnten.

Mimulus
Bei Angst vor konkreten und bekannten Dingen (dabei ist es unwichtig, ob es einen Grund für diese Angst gibt oder nicht), zum Beispiel Angst vor Krankheit, vor Arbeitslosigkeit, vor anderen Menschen, vor Feuer, vor Dunkelheit, vor Einbrechern, vor Tieren.

Red Chestnut
Bei Angst um Menschen, die Ihnen nahe stehen.

Rock Rose
Bei panischer Angst, Furcht, Hilflosigkeit; bei Unfällen oder plötzlich auftretender schwerer Erkrankung, auch bei Angst in großer Gefahr.

Die sechs Blüten gegen Unsicherheit (nach Dr. Bach)

Cerato
Bei Mangel an Urteilsfähigkeit, bei Zweifeln an sich selbst, Lernblockaden oder Unselbständigkeit.

Gentian
Bei zu wenig Selbstvertrauen, bei Pessimismus, Willensschwäche oder depressiver Gemütslage.

Gorse
Bei Hoffnungslosigkeit; bei depressiven Gefühlen, die durch Misserfolge oder Probleme ausgelöst werden; bei Resignation, bei pessimistischer Lebenshaltung, fehlendem Lebenswillen oder schweren Krankheiten mit sehr schlechter Prognose.

Hornbeam
Bei Erschöpfung, Schwäche, Angst zu Versagen, Antriebsarmut, ständigem Gefühl der Überforderung, Enttäuschung, Arbeitsunlust oder Flucht in die Krankheit.

Scleranthus
Bei Wankelmütigkeit, fehlender Entschlusskraft, Konzentrationsschwäche, Zerstreutheit, Launen, bei extremem Wechsel zwischen Aktivität und Apathie.

Wild Oat
Bei fehlendem Lebensziel und Lebenssinn. Bei Ziellosigkeit, Unentschlossenheit, Unzufriedenheit, Partnerschafts- oder Berufskrise.

Die sieben Blüten bei zu wenig Interesse an der Gegenwart (nach Dr. Bach)

Chestnut Bud
Bei Lernschwäche, Unaufmerksamkeit, Zerstreutheit.

Clematis
Bei Gleichgültigkeit und Flucht vor der Realität, fehlender Motivation, bei gestörtem Verhältnis zur Realität, Bewusstseinstrübungen bis zur Ohnmacht, Todessehnsucht oder Verlust der Lebensfreude.

Honeysuckle
Bei Trauer, bei Störungen des Bezuges zur Realität, wenig Interesse an der Gegenwart, bei Angst vor Verlust der Jugendlichkeit.

Mustard
Bei Depression (auch Depression im Klimakterium oder Wochenbett), Unlust, Schwermut, Verstimmungen jeder Art, Niedergeschlagenheit, Traurigkeit, Antriebsarmut, Schwermut oder Verlust der Lebensfreude.

Olive
Bei Überforderung, allgemeiner Schwäche und verringerter Leistungsfähigkeit, bei körperlichen Erschöpfungszuständen, meist nach größeren Anstrengungen oder schweren Krankheiten, in der Rekonvaleszenz.

White Chestnut
Bei zwanghaftem Denken, geistiger Übererregung, Konzentrationsstörungen oder seelischer Anspannung.

Wild Rose
Bei fehlendem Interesse am Leben, Teilnahmslosigkeit, Apathie, Antriebslosigkeit, Gleichgültigkeit, Resignation oder Verlust der Lebensfreude.

Die drei Blüten gegen Einsamkeit (nach Dr. Bach)

Heather
Bei Furcht vor Einsamkeit, bei Hang zu Egozentrik, Geltungsdrang oder zu großem Ehrgeiz.

Impatiens
Bei Ungeduld, Nervosität, Reizbarkeit, zu stark ausgeprägtem Unabhängigkeitsbedürfnis, seelischer Anspannung oder Depression.

Water Violet
Bei Kontaktproblemen, Schüchternheit, Bindungsangst; bei Gefühlskälte, Distanziertheit, Unnahbarkeit oder innerer Vereinsamung.

Die fünf Blüten gegen Überempfindlichkeit (nach Dr. Bach)

Agrimony
Bei Angst vor Auseinandersetzungen und Konflikten, Hemmungen, psychischen Komplexen, Ängstlichkeit, bei Überempfindlichkeit gegen Schmerzen, bei Problemen in der Pubertät.

Centaury
Bei Unselbständigkeit, Passivität, Gutmütigkeit, übersteigertem Entgegenkommen, bei Abhängigkeit von anderen.

Holly
Bei negativer Lebenseinstellung, Unzufriedenheit, Misstrauen, Eifersucht, Aggressivität.

Larch
Bei mangelndem Selbstvertrauen, Minderwertigkeitskomplexen, Schüchternheit, Angst zu Versagen.

Walnut
Bei Abhängigkeit gegenüber Autoritätspersonen, Mangel an Selbstsicherheit, zu großer Beeinflussbarkeit, Labilität in neuen Lebensphasen, übertriebener Anpassung.

Die sieben Blüten gegen Mutlosigkeit und Verzweiflung (nach Dr. Bach)

Crab Apple
Bei Sauberkeitszwängen, Pedanterie, Angst vor Verunreinigung oder Vergiftung, übertriebenem Sauberkeitsbedürfnis, Ekelgefühl.

Elm
Bei Leistungskrisen, Stress, Leistungs- oder Prüfungsstress, plötzlichem Gefühl der Überforderung, Versagensangst.

Oak
Bei Pflichtzwang, Ehrgeiz, Dauerstress, Unnachgiebigkeit, Sturheit.

Pine
Bei Schuldgefühlen, moralischen Zwängen, Autoritätshörigkeit, Perfektionszwang, Verlust der Lebensfreude.

Star of Bethlehem
Bei Schock, depressiven Verstimmungen, psychischem oder physischem Trauma, Trauer, Neurosen, Unfallfolgen, Liebeskummer, Alpträumen.

Sweet Chestnut
Bei Verzweiflung, Ausweglosigkeit, Depression, Hoffnungslosigkeit, seelischem oder körperlichem Zusammenbruch.

Willow
Bei Verbitterung, Rachsucht, Gefühl der Benachteiligung, Unversöhnlichkeit, Missgunst, Enttäuschung, negativer Lebenseinstellung.

Die fünf Blüten bei Schwierigkeiten im Umgang mit anderen Menschen (nach Dr. Bach)

Beech
Bei vorgespielter Toleranz, Kritiksucht, zu wenig Selbstvertrauen, Ablehnung von menschlichen Schwächen und Unzulänglichkeiten (auch der eigenen).

Chicory
Bei übermäßigem Bedürfnis nach Gefühlsbeziehungen, Egoismus, Eifersucht, Überfürsorglichkeit, bei übertriebenem Mitleid und Selbstmitleid.

Rock Water
Bei übertriebener Selbstdisziplin und Selbstkontrolle, Essstörungen, Verlust der Lebensfreude, Fanatismus in Bezug auf sich selbst, Angst vor Gefühlen, Missionszwang, Dogmatismus.

Vervain
Bei Intoleranz, Fanatismus in Bezug auf andere, Vorurteilen, Aufdringlichkeit, übertriebenem Enthusiasmus, Dominanzbedürfnis.

Vine
Bei Sturheit, Intoleranz, Herrschsucht, rücksichtslosem Dominanzbedürfnis, Fanatismus, Pedanterie, Rechthaberei, Bevormundung, geistiger Unbeweglichkeit.

Die zwölf Heiler

Dr. Bach bezeichnet die folgenden Blüten als die zwölf Heiler. Diese Mittel wirken nach seiner Auffassung besonders gut bei Krankheiten im Anfangsstadium.

Sie haben bestimmt schon an sich selbst erlebt, dass Sie sich nicht wohl fühlten, weniger leistungsfähig waren, schneller Ihr seelisches Gleichgewicht verloren, die tägliche Arbeit Ihnen zuviel wurde und der nächste Tag wie ein unüberwindlicher Berg vor Ihnen stand. Viele Menschen spüren, dass sie krank werden, bevor die charakteristischen Symptome auftreten.

Wenn Sie das Gefühl haben, krank zu werden, beobachten Sie sich selbst genau und lesen Sie unter den zwölf angegebenen Blüten nach, welcher der Persönlichkeitstypen am ehesten auf Sie zutrifft und nehmen Sie die betreffende Blütenessenz ein (vier mal täglich 1 Tropfen aus der Stockbottle in ein halbes Glas Wasser geben und innerhalb einer viertel Stunde trinken). Das richtig ausgewählte Mittel hilft Ihnen schneller wieder gesund zu werden oder verhindert im günstigsten Fall, dass die Krankheit überhaupt zum Ausbruch kommt. Es kann aber auch sein, dass mehrere Blüten in Frage kommen, dann nehmen Sie diese gleichzeitig ein. Im folgenden Text sind die zwölf Heiler nur mit einigen Stichworten charakterisiert. Lesen Sie bei der ausführlicheren Blütenbeschreibung nach.

Agrimony
Sie fühlen sich schlecht und gestresst, quälen sich innerlich, lassen sich aber nichts anmerken.

Centaury
Sie lassen alles mit sich geschehen und wehren sich nicht, auch nicht gegen eine Krankheit. Sie sind blass, müde und erschöpft, fühlen sich schwach und ohne Energie.

Cerato
Sie hören nicht auf Ihre innere Stimme, sondern lassen sich leicht durch andere beeinflussen.

Chicory
Sie fordern Zuwendung, flüchten unter Umständen in eine Krankheit, um Anteilnahme zu erwecken. Sie sind fahrig und innerlich unruhig. Oft sind Sie dünn, blass und empfindlich gegen Kälte.

Clematis
Alles ist Ihnen gleichgültig, Sie fühlen sich, als ob Sie schweben, erleben Ihre Umwelt wie durch dicke Watte und sind apathisch. Am liebsten möchten Sie nur noch schlafen.

Gentian
Sie möchten gern etwas gegen Ihre Krankheit tun, sind aber voller Zweifel, wenn Schwierigkeiten auftreten.

Impatiens
Sie leiden unter starken Schmerzen, sind nervös, schnell gereizt und können sich nicht entspannen. Wenn Sie krank sind, haben Sie keine Geduld, wollen so schnell wie möglich wieder gesund werden.

Mimulus
Sie sind erschöpft, voller Angst, erdulden Ihre Krankheit still und ohne sich dagegen zu wehren. Sie wollen lieber allein und in Ruhe gelassen werden.

Rock Rose
Sie haben Furcht und Angstgefühle, sind hoffnungslos, haben Herzjagen, Schwindel und Angstschweiß, panische Angst vor Krankheiten und fürchten einen körperlichen oder seelischen Zusammenbruch.

Scleranthus
Sie sind ruhelos, fühlen sich sehr unsicher und unentschlossen, wissen nicht, was Sie eigentlich wollen. Ihre Beschwerden wechseln ständig.

Vervain
Sie nehmen wenig Rücksicht auf sich selbst, merken nicht, wenn Sie keine Kraft und Energie mehr haben und zwingen sich unter allen Umständen weiterzumachen, wollen nicht krank werden. Ihre Muskeln sind verspannt.

Water Violet
Sie ziehen sich in sich selbst zurück und wollen in Ruhe gelassen werden. Sie ertragen Ihre Krankheit ohne zu klagen und wollen andere nicht damit belästigen.

Die sieben Helfer

Als die sieben Helfer bezeichnete Dr. Bach die Blüten, die er Patienten mit chronischen und länger andauernden Krankheiten empfahl.

Diese Blüten können die vorher beschriebenen Heiler unterstützen. Dr. Bach empfiehlt, besonders auf die Gesichtsfarbe zu achten.

Blassen Menschen gab er Olive, Gorse oder Oak. Menschen mit guter Gesichtsfarbe bekamen Vine, Heather oder Rock Water.
Dr. Bach gab Wild Oat zusätzlich all denjenigen, bei denen die zwölf Heiler oder die anderen sechs Helfer keine Wirkung zeigten.

Bei chronischen Krankheiten sollte ein Heilmittel mindestens vier bis fünf Tage lang eingenommen werden. Wenn das Mittel wirkt, gibt man die Blüte so lange weiter, bis eine Besserung eingetreten ist.

Im Verlauf einer Erkrankung können sich die Symptome und Ihre seelische Verfassung verändern. Beobachten Sie Veränderungen an sich, dann nehmen Sie das jeweils auf Ihre momentane Befindlichkeit passende Blütenmittel ein. Bereiten Sie eine Einnahmeflasche zu und nehmen Sie das verdünnte Mittel 4 Mal am Tag ein (etwa 4-6 Wochen lang). Wenn sich Ihr Zustand nach etwa 2 Wochen nicht positiv verändert hat und Sie sich sicher sind, dass Sie das richtige Mittel gewählt haben, nehmen Sie zusätzlich Wild Oat ein.

Die sieben Helfer sind:

Olive
Sie sind blass, erschöpft, Ihre Haut ist trocken und faltig. Sie sind auf die Hilfe anderer angewiesen.

Gorse
Sie sind blass oder haben eine gelbliche Gesichtsfarbe und dunkle Augenringe. Sie sind ohne Hoffnung, ohne eigenen Antrieb, haben resigniert und versuchen eine neue Therapie nur deshalb, weil Sie dazu überredet wurden.

Oak
Sie sind blass. Sie bekämpfen Ihre Krankheit mit allen Mitteln, geben die Hoffnung nicht auf.

Vine
Sie haben eine gute Gesichtsfarbe. Sie sind kritisch und schwer zufrieden zu stellen.

Heather
Sie haben eine gute Gesichtsfarbe. Sie sind von großer und kräftiger Statur. Sie machen sich auch bei leichten Beschwerden große Sorgen um Ihr Wohlbefinden.

Rock Water
Sie haben eine gute Gesichtsfarbe. Sie sind sehr streng mit sich selbst. Wenn Sie glauben, dass es gut für Sie ist, versagen Sie sich alles.

Wild Oat
kann erforderlich sein, wenn ein anderes, eigentlich gut passendes Mittel nicht wirkt. In diesem Fall sollten Sie Wild Oat mindestens eine Woche lang zusätzlich nehmen.

Bach-Blüten für Tiere und Pflanzen

Die Behandlung von Tieren mit Bach-Blüten

Sie können auch Tiere mit Bach-Blüten behandeln. Die Dosis sollte der Größe des Tieres angepasst werden. Bitte wägen Sie aber auch bei Tieren ab, ob sich der Zustand des Tieres für eine Selbstbehandlung eignet. Suchen Sie im Zweifelsfall einen Tierarzt auf.

Am besten mischen Sie die Tropfen ins Trinkwasser oder unter das Futter. Sie können aber auch einen Tropfen auf das Fell oder auf das Gefieder geben und leicht einmassieren.

Für Katzen ist Alkohol schädlich, weil er nicht im Körper abgebaut werden kann. Um trotzdem unsere Katzen mit Bach-Blüten versorgen zu können, wende ich folgende Technik an: Ich nehme 4 - 5 Katzenleckerli und träufele darauf entweder 1 Tropfen des passenden Blütenmittels oder 3 - 4 Tropfen aus der Einnahmeflasche. Diese so präparierten Leckerli lasse ich etwa 4 Stunden trocknen. In dieser Zeit verfliegt der Alkohol und die Blütenmittel sind für die Katze unschädlich. Ich bereite abends schon die Leckerli für den kommenden Tag vor.

Bei Vögeln wird die Dosierung etwas schwierig, bedenken Sie den Alkoholgehalt der Tropfen aus der Vorratsflasche und probieren Sie aus, ob Ihr gefiederter Freund die Tropfen mit dem Trinkwasser aufnimmt.

Vergessen Sie nicht, dass die Bach-Blüten nicht den Charakter verändern. Zum Beispiel wird ein aggressiver Hund nicht durch die Bach-Blüten plötzlich lammfromm werden.

Es gibt trotzdem viele Anwendungsmöglichkeiten. Im Prinzip wirken die Bach-Blüten bei ähnlichen Charaktereigenschaften sowohl bei Menschen als auch bei Tieren. Sie können auch unter der Beschreibung der Blüten nachlesen und selbst eine geeignete Blüte finden oder Blütenkombination für Ihr Tier zusammenstellen.

Die Notfalltropfen
Einsatzmöglichkeiten: Sie sind immer dann das geeignete Mittel, wenn eine akute Notfallsituation vorliegt, zum Beispiel wenn das Tier gebissen oder getreten wurde, nach einem Umzug oder vor einer turbulenten Feier, bei der das Tier aus dem seelischen Gleichgewicht gebracht wurde.

Unsere Katze bekommt zum Beispiel an Silvester prophylaktisch zur Abendmahlzeit ein Notfalltropfen-Leckerli, damit sie durch die Knallerei um Mitternacht nicht zu sehr aus dem Gleichgewicht geraten und hysterisch werden. Auch Umzug, Reise, einen Unfall, Tierarztbesuch und eine Operation überstanden unsere Katzen gut mit einer Gabe Notfalltropfen davor.

Aspen
Ihr Tier ist ängstlich und schreckhaft. Katzen verstecken sich zum Beispiel und Hunde wollen nicht alleingelassen werden.

Beech
Bei Aggression gegen andere Tiere oder Menschen, zum Beispiel Katzen fauchen, beißen, kratzen oder werden unsauber.
Hunde bellen oder beißen, fallen aus heiterem Himmel andere Tiere oder Menschen an.
Vögel oder Hühner rupfen sich Federn aus, fressen Federn.

Chicory
Allgemein hat das Tier im negativen Chicory-Zustand ein sehr großes Bedürfnis nach Zuwendung und Aufmerksamkeit, es läuft zum Beispiel überall hinterher und macht sich störend bemerkbar. Das Tier hat Angst davor, dass es alleingelassen wird.

Clematis
Bei einer Krankheit wirkt das Tier teilnahmslos und apathisch, frisst und trinkt nicht (bei einer ernsten oder länger andauernden Krankheit zum Tierarzt).

Crab Apple
Das Tier neigt zu Ekzemen und kratzt sich andauernd. Vor allem Katzen sind beim Futter wählerisch, "verkratzen" es, wenn es nicht schmeckt. Katzen gehen nicht auf eine, nach ihrer Auffassung unpassende oder unsaubere Toilette.

Gentian
Gentian ist vor allem geeignet, wenn Sie ein neues Tier bekommen. Es ist sehr scheu und misstrauisch, will nicht berührt werden.

Heather
Das Tier versucht sich immer zur Geltung zu bringen und drängt sich in den Vordergrund, ähnlich wie bei Chicory.
Sie können diese beiden Blüten auch als Mittelkombination geben.
Das Tier weigert sich allein zu bleiben, sucht die Nähe des Menschen.

Holly
Das Tier ist eifersüchtig, zum Beispiel auf ein neues Familienmitglied. Deshalb reagiert es plötzlich aggressiv und unberechenbar, meistens gegen diese bestimmte Person.
Bei einem neuen Tier in der Familie richtet sich die Aggression gegen dieses fremde Familienmitglied.

Honeysuckle
Nach einem Umzug oder Besitzerwechsel trauert das Tier. Eine Tiermutter sucht ihr Junges, das weggegeben wurde. Ein Tierbaby kommt in eine neue Familie.

Larch
Meist treffen Sie diese Situation an, wenn mehrere Tiere zusammen sind. Das Tier mit den negativen Larch-Qualitäten lässt sich alles gefallen, es lässt sich zum Beispiel von seinem Platz verdrängen und das Futter wegfressen.
Nach einer Verletzung ist es sehr vorsichtig und schont zum Beispiel das verletzte Bein, auch wenn schon alles wieder geheilt ist.

Olive
Wenn Ihr Tier schon alt und gebrechlich ist (zum Beispiel mag der Hund auf einmal nicht mehr Gassi gehen), können Sie versuchen mit Olive den Erschöpfungszustand zu beheben. Auch wenn das Tier durch eine vorausgegangene Krankheit noch sehr erschöpft und müde ist, kann Olive helfen.

Red Chestnut
Ihr Tier lässt niemanden an Sie heran, weil es Sie beschützen will. In einer anderen Red-Chestnut-Situation lässt zum Beispiel die Tiermutter niemanden an die neugeborenen Jungen.

Star of Bethlehem
Ihr Tier hat einen Schock erlitten.
Nach einem Unfall würde ich die Notfalltropfen statt des Einzelmittels geben.

Bach-Blüten für Pflanzen

Die Voraussetzungen für das gute Gedeihen von Pflanzen sind gute Erde, passender Standort, Licht, Wasser und auch Düngung. Sind diese Bedingungen erfüllt und den Pflanzen geht es trotzdem schlecht, können die Bach-Blüten eine gute Hilfe sein. Pflanzen sprechen sehr gut auf die Bach-Blüten-Tropfen an.

Lassen Sie sich von Ihrer Intuition leiten und probieren Sie aus. Die folgenden Vorschläge sind vor allem als Beispiele aus meiner Erfahrung zu verstehen. Übrigens können Sie nicht aufgebrauchte Reste Ihrer eigenen Blütenkombinationen ins Gießwasser der Pflanzen geben.

Bach-Blüten ins Wasser der Schnittblumen:

Geben Sie ins Blumenwasser:

- 1 Tropfen Notfallmischung
- 1 Tropfen Star of Bethlehem oder 1 Tropfen Hornbeam

Topf- und Gartenpflanzen

Bei kranken Topfpflanzen oder Gartenpflanzen können Sie unter anderem folgende Bach-Blüten ausprobieren:

Clematis:
Wenn eine Pflanze nicht wachsen oder blühen will, obwohl die äußeren Bedingungen stimmen (Licht, Feuchtigkeit, Düngung)

Hornbeam:
Zu Beginn der Wachstumsperiode oder wenn Pflanzen Ermüdungserscheinungen zeigen (nach langer Blütezeit)

Walnut:
Nach dem Umtopfen

Olive:
Wenn eine Pflanze nach langer Blühzeit wieder Kräfte sammeln muss; nach dem Umtopfen

Crab Apple:
Bei Pilzkrankheiten (ins Gießwasser und zum Sprühen)

Scleranthus:
Wenn eine Pflanze trotz optimaler Bedingungen nicht blühen mag

Impatiens:
Regt die Blühwilligkeit und das Wachstum an

Star of Bethlehem:
Nach dem Umtopfen

Notfalltropfen:
Wenn Sie eine Pflanze vernachlässigt haben (z.B. durch Urlaub weniger gegossen), nach einem Umzug oder Standortwechsel, nach dem Umtopfen, nach dem Zurückschneiden

Samen und Setzlinge behandeln:

Samen werden etwa 12 Stunden in weichem (Regenwasser) Wasser, dem 1 Tropfen Notfallmischung zugefügt wurde, eingeweicht. Die Samen vorsichtig absieben und auf einem Löschblatt antrocknen lassen.

Wenn Sie Anzuchtschalen verwenden, nehmen Sie keimfrei gemachte Erde, säen die Samen laut Anweisung aus und gießen Sie vorsichtig (noch besser sprühen) mit Schachtelhalmtee (5g getrocknetes Kraut über Nacht in 1 Liter Wasser einweichen, am nächsten Tag 20 Minuten kochen, abkühlen und absieben), dem Notfalltropfen und Crab Apple zugefügt wurden. Den jungen Pflänzchen bekommt es gut, wenn Sie dem Gießwasser außerdem noch 1 Tropfen Walnut zufügen. Auch nach dem Pikieren werden die Setzlinge mit Schachtelhalmtee, dem Notfalltropfen, Hornbeam, Walnut und Olive zugefügt wurden, gegossen oder besprüht.

Gartenpflanzen:

Wenn Sie naturgemäß gärtnern, haben Sie gute Voraussetzungen, dass Ihre Pflanzen gedeihen. Trotzdem kann es vorkommen, dass Pflanzen kümmern, krank werden oder von Schädlingen befallen werden. Es würde zu weit führen, die Grundsätze des naturgemäßen Gärtnerns hier wiederzugeben. Zu diesem Thema empfehle ich Ihnen den Klassiker von Marie-Luise Kreuter: "Der Biogarten", inzwischen in der 24., völlig überarbeiteten Auflage, erhältlich. Auch die Schriften der Abtei Fulda zum Thema Pflanzenpflege sind noch genau so aktuell wie vor 20 Jahren (siehe Literaturhinweise)!

Bei Schädlingsbefall geben Sie Crab Apple und Agrimony ins Gießwasser. Außerdem können Sie eine Spritzbrühe ansetzen und die befallenen Pflanzen damit besprühen:

Geben Sie eine Handvoll frisch geschnittene Brennnesseln in einen großen, mit Wasser gefüllten Eimer und lassen Sie diese Mischung etwa 4 Tage in der vollen Sonne stehen. Gießen Sie anschließend den Ansatz durch ein Sieb, fügen Sie 1-2 Esslöffel Schmierseife und 1 Tasse Brennspiritus hinzu. Fügen Sie 2-3 Tropfen Crab Apple zu und rühren gut um. Mit diesem Sud sprühen Sie bei bedecktem Himmel, beziehungsweise abends die Pflanzen.

Zur Vorbeugung und Kräftigung der Pflanzen wird schon im Frühling der Boden mit Schachtelhalmtee gespritzt. Schachtelhalm ist ein sehr wirksames Vorbeugungs- und Bekämpfungsmittel gegen verschiedene Pilzkrankheiten, Schorf, Rost, Mehltau und auch gegen die Rote Spinne. Um das Spritzmittel herzustellen nehmen Sie 20 g getrockneten Schachtelhalm, weichen ihn in einem Liter Wasser über Nacht ein und kochen den Absud am folgenden Tag 20 Minuten lang. Danach wird das Kraut abgesiebt - nicht wegwerfen, sondern die Erde um Ihre Pflanzen damit abdecken. Vor dem Gebrauch der Spritzbrühe mischen sie dem Konzentrat noch 4 Liter Wasser und 3-4 Tropfen Crab Apple bei und spritzen damit den vorbereiteten Boden.

Abschied vom "Blauen Dunst"

Vorbemerkung zum Thema Rauchen

Der Verzicht auf eine lieb gewordene Gewohnheit bedeutet für alle Menschen eine große Anstrengung. Es ist leichter, sich an etwas zu gewöhnen, als Einschränkungen in Kauf zu nehmen und auf etwas zu verzichten. Die meisten Raucher haben schon einmal daran gedacht und versucht, das Rauchen aufzugeben - und haben es nicht geschafft, aus welchen Gründen auch immer. Sie nehmen sich zum Beispiel bei einer starken Erkältung vor, nicht mehr zu rauchen. Aber dann ist die Krankheit vorbei und die Zigarette schmeckt wieder. Der Vorsatz aufzuhören ist vergessen oder wird auf "später" verschoben, die Motivation fehlt.

Mal ehrlich, haben Sie nicht auch schon mit dem Gedanken gespielt aufzuhören? Wenn ja, weshalb rauchen Sie dann noch immer? Befürchten Sie nicht durchhalten zu können, oder geraten in Panik, wenn Sie daran denken, dass keine Zigaretten im Haus sind? Ihr größtes Problem ist, dass Sie verstärkt an das Rauchen denken, wenn Sie es aufgeben wollen?

Der endgültige Schritt fällt schwer und wird immer wieder verschoben, weil der geeignete Zeitpunkt nicht gekommen scheint? Oder fürchten Sie die Gewichtszunahme? Sicher, in den ersten Wochen werden Sie etwas an Gewicht zulegen, aber es wird sich einpendeln und Sie werden auch wieder abnehmen. Allerdings kann Ihnen das nicht gelingen, wenn Sie aus Panik oder Frustration statt der Zigaretten nun Süßigkeiten konsumieren.

Wenn Sie ernsthaft vorhaben, das Rauchen aufzugeben, dann gibt es Mittel und Wege dazu. Ich möchte Ihnen Mut machen und Sie bei diesem Schritt unterstützen.

Ich habe für Sie eine Nichtraucher-Blütenkombination zusammengestellt, die Ihnen auf dem Weg aus der Sucht helfen kann und nenne Ihnen auch Blüten, die Sie einnehmen können, wenn das Verlangen nach einer Zigarette zu groß wird. Auf den folgenden Seiten finden Sie noch viele weitere Tipps.

Ich persönlich halte nichts von der "ausschleichenden" Methode und rate Ihnen sofort aufzuhören, wenn Sie den Entschluss gefasst haben.

Es nutzt auch wenig bis nichts einem anderen Menschen zuliebe mit dem Rauchen aufhören zu wollen. Man fühlt sich schnell unter Druck gesetzt und reagiert aggressiv, weil andere von einem erwarten, dass man sein Versprechen hält.

Ähnlich ist es mit Belohnungen für nicht gerauchte Zigaretten. Wenn man sich selbst gegenüber ehrlich ist, sind die meisten Belohnungen unverdient.

Die "ausschleichende" Methode

Diese Art der Entwöhnung wird von einigen Therapeuten empfohlen. Auch Krankenkassen bieten auf dieser Basis Kurse an: Über einen Zeitraum von einigen Wochen wird die Anzahl der täglichen Zigaretten immer weiter reduziert und zum Schluss gar nicht mehr geraucht. Es wird genau Buch darüber geführt, in welchen Situationen man nicht widerstehen konnte und zur Zigarette griff.

Der Frust, wenn man sein Rauchertagebuch studiert, ist voraussichtlich groß und nicht besonders motivierend. Es besteht die Gefahr, dass Sie mehr als zuvor rauchen.

Wege aus der Sucht

Am wichtigsten ist, dass Sie sicher sind und wirklich aufhören wollen. Machen Sie sich erst einmal Gedanken darüber und schreiben Sie alles Negative auf, das Ihnen zum Thema Rauchen einfällt.

Denken Sie positiv über das Nichtrauchen und glauben Sie fest an sich, dass Sie es schaffen. Versuchen Sie in kleinen Zeitabschnitten zu denken und meiden Sie in der nächsten Zeit die Situationen, in denen der Griff zur Zigarette üblich war: Zum Beispiel am Computer, beim Telefonieren oder die Gesellschaft von anderen Rauchern. Auch das Rauchen nach einer Mahlzeit muss nicht sein. Sie können bestimmt das gute Essen auch ohne Zigarette im Anschluss genießen.

Versuchen Sie sich und Ihre Familie darauf einzustellen, dass Sie in der nächsten Zeit möglicherweise unausgeglichener sind. Lenken Sie sich ab, unternehmen Sie etwas. Jetzt haben Sie die gute Gelegenheit, ein neues Hobby anzufangen.

Es hilft auch, sich von ehemaligen Rauchern bestätigen zu lassen, dass es gelingt, sich das Rauchen abzugewöhnen.
Erzählen Sie allen Menschen, mit denen Sie täglich zu tun haben, dass Sie aufgehört haben zu rauchen und lassen Sie sich keine Zigaretten anbieten.

Es gibt noch andere unterstützende Möglichkeiten, so z.B. Nikotinpflaster, das Sie in der Apotheke kaufen können, um die körperlichen Entzugserscheinungen zu dämpfen. Sie können auch das Buch "Für immer Nichtraucher" von Allen Carr lesen (siehe weiterführende Medien).

Zusätzlich zur Bach-Blütentherapie können Sie auch die Stereo-Tiefensuggestion und die Aktiv-Suggestion anwenden. Der Verlag Therapeutische Medien bietet dazu zwei Publikationen für die Raucherentwöhnung an.

Eine Negativliste

Überlegen Sie sich Ihre persönliche Negativliste und schreiben Sie auf, was Sie als störend empfinden.

Als kleine Hilfestellung sind die folgenden Punkte gedacht:

- Raucherhusten
- Gesundheitliche Störungen
- Der schlechte Geschmack im Mund
- Angst, dass das Rauchen doch Ihrer Gesundheit schadet
- Kurzatmigkeit bei sportlichen Betätigungen oder gar beim Treppen steigen
- Kosten für Zigaretten
- Einschränkungen: Rauchverbot (z.B. bei der Arbeit, in öffentlichen Gebäuden, auf Flügen) und das daraus resultierende Gefühl der Diskriminierung
- Die verqualmte Wohnung
- Volle, stinkende Aschenbecher und die Asche, die überall verstreut wird
- Nikotinfinger
- Küsse! Raucherküsse sind so etwas von erotisch....oder etwa doch nicht?

Vielleicht fallen Ihnen noch andere, persönliche Gründe ein, weshalb Sie mit dem Rauchen aufhören wollen!

Beispiel einer Nichtraucher-Blütenkombination

Sie können sich aus den folgenden Blüten eine Nichtraucher-Blütenmischung herstellen:

Nehmen Sie ein 30 ml Medizinfläschchen mit Tropfvorrichtung und geben Sie hinein:

- 10 ml Alkohol (Brandy oder Weinbrand),
- 20 ml Quellwasser oder stilles Mineralwasser (ohne Kohlensäure; kein destilliertes Wasser!) und
- jeweils 3 Tropfen aus der Stockbottle (Vorratsflasche) folgender Blüten: **Agrimony, Chestnut Bud, Gentian, Honeysuckle, Impatiens und Walnut**

Vor der ersten Einnahme gut schütteln.

Diese Blütenmischung nehmen Sie 4 Mal täglich. Geben Sie 4-5 Tropfen auf die saubere Handinnenfläche und nehmen Sie diese mit der Zunge auf. Vor dem Schlucken behalten Sie die Tropfen noch einen Moment im Mund. Die 30 ml Blütenmischung der Einnahmeflasche reicht etwa 6 Wochen.

Sehen Sie diese Mischung als Beispiel an. Wenn Sie für sich andere Blüten finden, die Sie bei Ihrem Wusch unterstützen, mit dem Rauchen aufzuhören, nehmen Sie diese.

Wenn das Verlangen nach einer Zigarette übermächtig wird, können Sie einen Tropfen **Gentian** in ein 1/2 Glas Wasser geben und schluckweise trinken, bis die akute Situation vorüber ist. Wenn Sie noch recht unentschlossen sind, ob Sie überhaupt aufhören sollen, ist **Scleranthus** die richtige Bach-Blüte für Sie.

Bei starken Entzugserscheinungen geben Sie einen Tropfen **Notfalltropfen** aus der Stockbottle in ein halbes Glas Wasser, rühren mit einem Plastiklöffel um und trinken es innerhalb einer Viertelstunde aus.

Weitere Hilfen

Essen Sie viel Rohkost, vor allem Möhren, Kohlrabi, Gurken oder Radieschen, z.B. als "Snacks" zwischendurch. Das dämpft das Hungergefühl, hilft gegen die Leere im Mund, gibt Ihnen etwas in die Hand und kurbelt ihre Verdauung an.

Sollten Sie in der ersten Zeit Ihres Nichtraucherlebens unter Verstopfung leiden, helfen Sie Ihrem Darm auf die Sprünge und essen Sie ballaststoffreiche Kost, z.B. oben genannte Rohkost und trinken Sie genügend. Etwa 2 bis 3 Liter Flüssigkeit pro Tag sollten Sie schon trinken. Am besten sind Mineralwasser, grüner Tee, Gemüsebrühe, aber auch schwarzer Tee, Kräuter- oder Früchtetee sind geeignet.

Meiden Sie, wenn es möglich ist, Kaffee. Er weckt Hungergefühle und stimuliert unter Umständen wieder Ihr Bedürfnis zu rauchen. Nicht zu empfehlen sind kohlehydratreiche Getränke wie Cola oder Fruchtnektare.

Wenn Sie mehr für Ihr Wohlbefinden tun möchten, können Sie, wenn Sie es vertragen, in die Sauna gehen. Das Saunieren unterstützt die Entgiftung Ihres Körpers und regt das Immunsystem an.

Treiben Sie regelmäßig Sport (z.B. Walken, Nordic Walking), machen Sie Fahrradtouren oder gehen Sie spazieren. Frische Luft, besonders Waldluft, entspannt, reinigt die Lunge, tut gut und unterstützt die Verdauung.

Die Verdauung

Ein Thema, das auch heute noch weitgehend tabuisiert wird, ist die Verdauung. Es kursieren die abenteuerlichsten Vorstellungen über Häufigkeit und Normalität. Hier besteht Aufklärungsbedarf, denn der Verbrauch von Abführmitteln ist in Deutschland nach wie vor sehr hoch. Mit der dauerhaften Anwendung von Abführmitteln schädigen Sie Ihren Körper, die negativen Auswirkungen sind gefährlicher als der momentane "positive" Effekt.

Abführmittel führen zu Darmträgheit, also zum Gegenteil dessen, was Sie anstreben, zudem entziehen sie Ihrem Körper Mineralstoffe und Spurenelemente.

Raucher behaupten, dass "es" nur mit Hilfe der Zigarette funktioniert. Sie haben im Prinzip Recht, denn Nikotin ist ein Gift, das zunächst anregend wirkt (auch auf die Darmfunktion), später jedoch lähmend. Deshalb muss der Darm nach dem Nikotinentzug lernen, wieder ohne Hilfsmittel zu funktionieren.

Dies ist möglich und J. Pütz empfiehlt in seinem Buch "Darm und Po" zur Unterstützung:

- Ballaststoffreiche Kost
- Ausreichend Zeit für den Stuhlgang
- Gewöhnung an eine bestimmte Zeit für den großen Toilettengang
- Entspannung

Oder probieren Sie aus welche Wirkung ein Glas Wasser, morgens nüchtern getrunken, zeigt. Noch besser ist ein Apfelessig-Trunk, der allgemein wohltuend wirkt und dem Körper wertvolle Mineralien und Spurenelemente zuführt.

Hier ein sehr wohlschmeckendes Rezept:

Apfelessigtrunk

- 100 ml Apfelessig und
- 100 g Imkerhonig in eine Glasflasche geben

gut schütteln, damit sich der Honig auflöst.

Von dieser Mischung geben Sie morgens ca. 10 ml in ein Glas, füllen mit kaltem Wasser auf und trinken es nüchtern.
Wenn Sie mögen, können Sie mittags und abends vor den Mahlzeiten ein weiteres Glas Apfelessig-Trunk genießen.

Auch über Nacht eingeweichte Pflaumen, etwa 3 – 4 Stück, die Sie morgens nüchtern essen, können einen rasanten Erfolg bringen. Probieren Sie aus, was Ihnen am besten hilft.

Bach-Blüten und andere Hilfen bei Examensangst und Prüfungsstress

Vorbemerkung zum Thema Examensangst

Es wird Sie hoffentlich etwas trösten, dass es nur wenige Menschen gibt, die ganz lässig und ohne Angst ein Examen bestehen oder in eine Prüfung gehen. Die meisten haben mindestens am Tag der Prüfung ein Kribbeln im Bauch, sind nervöser als sonst, leiden unter Übelkeit, Durchfall oder können nichts essen.

Besonders schlimm aber sind diejenigen dran, die schon beim Gedanken an eine bevorstehende Klausur oder an eine Prüfung in Panik geraten. Sie meinen alles Gelernte vergessen zu haben oder denken, dass Sie versagen, obwohl Sie gelernt haben. Die Wochen, ja manchmal die Monate vor einer Prüfung sind die reinste Qual, nicht nur für den Kandidaten selbst, sondern auch für die Menschen in der nächsten Umgebung. Oft sind es die gewissenhaften, fleißigen Persönlichkeiten, die Angst haben in Prüfungssituationen zu versagen.

Egal, ob Examen oder Führerscheinprüfung anstehen, oder ein Schüler Angst vor der nächsten Klassenarbeit hat, das Spektrum, sich zu helfen oder Hilfe zu finden, ist breit. Eine dieser Möglichkeiten ist die Bach-Blütentherapie. Wie schon an anderer Stelle erwähnt, verändern die Bach-Blüten weder den Charakter noch machen sie abhängig, wie es bei beruhigenden Medikamenten der pharmazeutischen Industrie sein kann. Eine Blüte, die nicht auf Sie und Ihre momentane Situation passt, bleibt ohne Wirkung. Daher brauchen Sie keine Angst zu haben, etwas falsch zu machen.

Bevor ich auf einzelne Blüten eingehe, die Ihnen helfen können die anstrengende und aufreibende Zeit vor schriftlichen oder mündlichen Arbeiten, vor Prüfungen oder Examen besser durchzustehen, möchte ich Ihnen noch ein paar allgemeine Tipps und Hilfen geben. Natürlich ersetzt nichts das Lernen selbst. Leider gibt es für die meisten Menschen noch keinen Weg dies zu umgehen, es sei denn, jemand besitzt ein fotografisches Gedächtnis und kann sein Wissen jederzeit abrufen. Sollte dies auf Sie zutreffen, dann brauchen Sie keine Hilfe und sind zu beglückwünschen.

Für alle anderen, die unter Stress und Angst vor Prüfungen und Examen leiden, sind diese Seiten gedacht. Ich drücke Ihnen die Daumen und wünsche Ihnen alles Gute und viel Erfolg!

Allgemeine Tipps

Es ist günstig, möglichst in der gleichen Umgebung, beziehungsweise unter gleichen Voraussetzungen zu lernen. Das kann am eigenen Schreibtisch, in der Bibliothek oder im Garten unter einem Schatten spendenden Baum sein, zu bestimmten Tageszeiten, oder mit einer Hintergrundmusik, die Ihnen hilft, sich zu konzentrieren oder zu entspannen. In der Prüfungssituation wird Ihr Unterbewusstsein dies assoziieren und Sie können sich leichter erinnern, was Sie in bestimmten Situationen gelernt haben. Gleich ob Sie eine Klassenarbeit zu schreiben, vor einem mündlichen oder schriftlichen Examen stehen, die Führerscheinprüfung machen, eine Abschlussprüfung vor sich haben oder ob Sie als Erwachsener ein Kind unterstützen möchten, es gibt einige Bach-Blüten, die Ihnen helfen können, die schwierige Zeit besser zu bewältigen.

Wenn eine Prüfung naht und Sie merken, dass Sie immer angespannter werden, können Sie sich für diese Zeit (etwa 4-6 Wochen) eine für Sie passende Blütenkombination mischen und diese einnehmen wie an anderer Stelle beschrieben. Mit den nachfolgenden Bach-Blüten-Kombinationen haben schon viele gestresste Examenskandidaten gute Erfahrungen gemacht. Sehen Sie bitte diese Blütenkombinationen nur als Beispiele an und mischen Sie sich gegebenenfalls Ihre eigene, auf Ihre Situation passende Kombination. Es kann möglich sein, dass Ihre Familie auch unter Ihrem Prüfungsstress zu leiden hat. Eine entsprechende Blüten-Kombination für Angehörige entschärft die Situation.

Wenn Ihre Konzentration nachlässt, Sie nichts mehr vom Lernstoff aufnehmen können, dann trinken Sie Wasser, am besten ohne Kohlensäure. Es muss kein Mineralwasser, es kann auch Leitungswasser sein. In den meisten Gegenden Deutschlands ist das Trinkwasser aus der Leitung so rein, dass Sie keine Bedenken zu haben brauchen. Wasser ist ein sehr guter Leiter für elektrische Energie. Alle chemischen und elektrischen Aktionen des Gehirns und des Zentralnervensystems sind von der guten Leitfähigkeit abhängig. Dies ist in stressgeladenen Zeiten, vor allem bei der geistigen Schwerarbeit vor Examen oder Prüfungen besonders notwendig. Das Trinken von Wasser verbessert die Konzentration (hilft gegen geistige Müdigkeit) und erhöht das Energieniveau. Ein sehr gutes Buch zu diesem Thema hat F. Batmanghelidj geschrieben. Er empfiehlt, täglich zwischen 2 und 3 Liter Flüssigkeit zu trinken.
Sind Sie vor lauter Lernen ausgepowert und nichts geht mehr? Probieren Sie mal einen Energiedrink aus dem Buch Heike Böckmann "Vital-Shakes"[3)] (mit freundlicher Genehmigung des Trias Verlages, Stuttgart):

Erdbeershake mit Banane

Zutaten:

- 1 Banane
- 300 g Erdbeeren
- 300 ml Vollmilch
- 2 TL gemahlene Mandeln

Die Banane in Stücke schneiden, die Erdbeeren waschen, das Grün entfernen und die Beeren in Viertel schneiden. Die Fruchtstücke mit der Milch und den gemahlenen Mandeln in den Mixer geben und gut pürieren. Die Autorin Heike Böckmann schreibt dazu: "Wenn man längere Zeit unter Stress steht, verbraucht man viel Riboflavin (Vitamin B2), denn Riboflavin ist zuständig für die Dauerproduktion von Stresshormonen. Ohne Vitamin B2 - Nachschub kommt es schnell zu Erschöpfung und Konzentrationsmangel. Also füllen Sie Ihre Riboflavin-Speicher mit diesem leckeren Vital-Shake, in dem zusätzlich auch noch Magnesium, Kalzium und viel Folsäure enthalten sind."

Entspannung

Es sind viele Bücher geschrieben, CDs und Kassetten bespielt worden, die sich inhaltlich mit den Themen Stressabbau, Entspannung und Motivation beschäftigen. Ich möchte Ihnen einige, die ich gut und hilfreich finde, gerne vorstellen. Vielleicht nehmen Sie sich die Zeit einmal hineinzuschauen oder hineinzuhören, um anschließend innerlich gestärkt um so besser und gezielter lernen zu können. Empfehlenswert finde ich das Buch von Dr. Bernhard Geue: "Jeden Tag mit neuer Kraft: Wie man Stress abbauen und Vitalität gewinnen kann". Besonders für Kinder, aber auch für Erwachsene geeignet ist das Buch "Kinder entdecken die Langsamkeit: Musikalisch-spielerische Förderung von Konzentration, Achtsamkeit und Wohlbefinden " von Dipl. Psych. Volker Friebel. Musik zum Entspannen bietet der Verlag für Therapeutische Medien auf CDs und Kassetten an. Im Internet auf der Seite www.vtm-stein.de stellt der Verlag Hörproben zur Verfügung.

Auch die Aromatherapie können Sie einsetzen. Es ist erwiesen, dass der Duft von ätherischem Zitronenöl die geistige Leistungsfähigkeit steigert. Zitronenöl wirkt sich günstig auf die Konzentration aus, erfrischt und vertreibt Kopfschmerzen. Mittlerweile stellen manche Firmen Aromalampen mit ätherischem Zitronenöl in Räumen mit Computerarbeitsplätzen auf und senken durch diese Maßnahme die Fehlerquote der Angestellten. Zu Hause können Sie eine Duftlampe mit Wasser und ein paar Tropfen ätherischem Zitronenöl anzünden. Während einer schriftlichen Prüfung geben Sie einen Tropfen Zitronenöl auf ein Taschentuch und legen Sie es so auf den Tisch, dass sie den Duft einatmen können.

Entspannungstechniken, wie zum Beispiel das Autogene Training, können Ihnen gut in dieser schwierigen Phase helfen. Eine andere Möglichkeit, Stress abzubauen und neue Energie zu tanken, sind Yoga und edu-kinestetische Übungen.

Sind Sie Raucher? Dann versuchen Sie, beim Lernen nicht zu rauchen. Machen Sie lieber ab und zu eine kleine Pause. Wahrscheinlich können Sie während der Prüfung nur in Pausen rauchen und werden sonst durch den Gedanken an die Zigarette zu sehr abgelenkt. Es ist auch bewiesen, dass Nikotin die Leistung des Gehirns nur kurzzeitig steigert und dann reduziert.

Wenn sie am Abend vor einer Prüfung sehr nervös sind und vor Aufregung nicht schlafen können, nehmen Sie Notfalltropfen. Geben Sie in ein halbes Glas Wasser einen Tropfen und trinken Sie es schluckweise.

Oder bereiten Sie sich einen Tee aus gleichen Teilen Hopfenblüten, Melisse und (wegen des besseren Geschmacks) Orangenblüten zu und trinken ihn etwa eine Stunde vor dem Schlafengehen. Auch ein mildes Beruhigungsmittel auf pflanzlicher Basis mit Baldrian und Hopfen eignet sich zur Beruhigung, ohne abhängig zu machen.

Bitte versuchen Sie nicht, sich mit Alkohol zu beruhigen, die Nachteile sind größer als der Nutzen, den Sie zu haben glauben. Gehen Sie abends noch eine Runde spazieren, am besten mit einem lieben Menschen, sprechen Sie über Belangloses und gehen Sie nicht zu spät schlafen.

Stehen Sie am Prüfungstag rechtzeitig auf, um noch in Ruhe zu frühstücken. Es muss nicht viel sein, essen Sie etwas, das Ihnen auch sonst gut schmeckt, trinken Sie ruhig auch eine Tasse nicht zu starken Kaffee oder Tee um sich anzuregen. Wenn Ihnen Gesellschaft gut tut, bitten Sie ein Familienmitglied, Ihren Partner oder Partnerin, oder auch einen guten Freund oder Freundin um Gesellschaft. Nehmen Sie auch jetzt, wenn Sie es brauchen, noch einen Notfalltropfen.

Der Vollständigkeit halber ist noch zu ergänzen, dass Sie genügend Zeit für die Fahrtstrecke bis zum Prüfungsort einplanen, um nicht durch unkalkulierbare Aufenthalte zu spät zu kommen und sich so unnötig stressen.

Blütenkombinationen für Examensgestresste

Außer den Notfalltropfen können diese Blüten Ihnen entweder einzeln oder als Kombination in der Prüfungs- und Examenszeit helfen. Diese Kombinationen sollten Sie als Vorschläge annehmen. Wenn andere Blüten besser auf Ihre Situation zutreffen, nehmen Sie diese.

1. Ihr derzeitiger Gefühlszustand:

- Sie sind sehr gewissenhaft
- Sie lernen nur noch und befürchten trotzdem, die Prüfung nicht zu bestehen
- Es fehlt Ihnen an Selbstvertrauen

Die passende Blüten-Kombination zu 1.

05. Cerato
12. Gentian
13. Gorse

2. Ihr derzeitiger Gefühlszustand:

- Sie können sich nicht mehr konzentrieren und sind unaufmerksam und zerstreut
- Sie machen immer wieder die gleichen Fehler
- Sie sind leicht abzulenken und können sich schlecht konzentrieren
- Immer wiederkehrende Gedanken kreisen in ihrem Kopf

Die passende Blüten-Kombination zu 2.

07. Chestnut Bud
28. Scleranthus
35. White Chestnut

3. Ihr derzeitiger Gefühlszustand:

- Sie sind besonders ehrgeizig
- Sie sind ungeduldig und nervös
- Sie achten nicht auf Ihre Gesundheit, lernen bis zur Erschöpfung

Die passende Blüten-Kombination zu 3.
18. Impatiens
31. Vervain

4. Ihr derzeitiger Gefühlszustand:

- Sie sind sehr ehrgeizig, wollen alles absolut richtig machen und sich besonders gut vorbereiten
- Sie stehen total unter Stress
- Sie fühlen sich den Ihnen gestellten Aufgaben nicht gewachsen
- Sie haben Angst, dass Sie versagen könnten
- Sie sind voller Unruhe und Ungeduld
- Sie fiebern der Prüfung entgegen und hoffen, dass sie bald vorbei ist. Sie können sich aber nicht effizient vorbereiten, sind leicht abzulenken und können sich schlecht konzentrieren

Die passende Blüten-Kombination zu 4.
11. Elm
18. Impatiens
28. Scleranthus

5. Ihr derzeitiger Gefühlszustand:

- Das Lernen erschöpft Sie geistig und körperlich
- Sie sind geistig abwesend
- Ihnen fehlt der Antrieb
- Sie haben Angst vor dem Versagen

Die passende Blüten-Kombination zu 5.
09. Clematis
17. Hornbeam
23. Olive
37. Wild Rose

6. Ihr derzeitiger Gefühlszustand:

- Sie haben Angst vor der Zukunft
- Sie machen sich Sorgen, denken negativ über den Ausgang der Prüfung und die Auswirkung auf Ihr künftiges Leben
- Sie zweifeln daran, dass Sie die Prüfung bestehen werden

Die passende Blüten-Kombination zu 6.
02. Aspen
12. Gentian

7. Ihr derzeitiger Gefühlszustand:

- Sie geraten in Panik, wenn Sie an die Prüfung denken
- Sie glauben, dass Sie nicht bestehen
- Sie können nicht mehr klar denken und lernen
- Sie müssen unter Zeitdruck lernen und können nichts mehr behalten, Fehler häufen sich
- Je angespannter Sie werden, desto mehr neigen Sie zu extremen Ausbrüchen, bis hin zu Hysterie

Die passende Blüten-Kombination zu 7.

06. Cherry Plum
18. Impatiens
26. Rock Rose

8. Ihr derzeitiger Gefühlszustand:

- Sie wissen, dass Sie eigentlich mit dem Lernen beginnen müssten, aber Sie vermeiden Gedanken an die bevorstehende Prüfung und lenken sich mit anderen Dingen ab.
- Sie versuchen die nötige Ruhe und Gelassenheit zum Lernen durch Alkohol oder andere Drogen zu erreichen
- Sie glauben, dass Sie die Prüfung schon irgendwie hinkriegen, wollen am liebsten gar nicht darüber reden und verdrängen das Ganze
- Sie können schlecht schlafen, leiden unter Verspannungen

Die passende Blüte zu 8.

01. Agrimony

Blütenkombinationen für Angehörige

Wenn Sie als Eltern, Partner oder Partnerin unter der angespannten Situation während der Prüfungsvorbereitungen leiden, eignen sich entweder die Notfalltropfen oder die nachfolgenden Blütenkombinationen.

Die Vorschläge dienen als Anhaltspunkte. Es kann durchaus zutreffen, dass andere Blüten besser auf Ihre momentane Gefühlslage passen.

1. Ihr derzeitiger Gefühlszustand:

- Sie machen sich Sorgen um den Lernenden
- Sie sind ängstlich, nervös und unruhig
- Sie möchten gern helfen, wissen aber, dass Sie das nicht können
- Sie umsorgen und verwöhnen die/den Lernende/Lernenden, möchten alles für sie/ihn tun, wollen aber auch mit einbezogen werden und an ihrem/seinem Leben teilnehmen

Die passende Blüten-Kombination zu 1.

08. Chicory
18. Impatiens
20. Mimulus
25. Red Chestnut

2. Ihr derzeitiger Gefühlszustand:

- Die Prüfungssituation zerrt auch an Ihren Nerven, die Stimmung ist explosiv
- Sie fühlen sich manchmal ungerecht behandelt, dabei wollen Sie doch nur das Beste

- Sie sind sonst der ruhende Pol, stoßen in der Prüfungsphase an die Grenzen Ihrer Belastbarkeit und Geduld

Die passende Blüten-Kombination zu 2.
11. Elm
23. Olive

3. Ihr derzeitiger Gefühlszustand:

- Sie wollen als Vater oder Mutter, dass Ihr Sohn oder Ihre Tochter es einmal besser im Leben hat als Sie, möchten ihn oder sie am liebsten zu seinem oder ihrem Glück zwingen
- Sie reagieren sauer, weil Sie meinen, dass sich Ihr Sohn oder Ihre Tochter zu leicht ablenken lässt, das Examen nicht ernst genug nimmt und nicht auf Ihre Ratschläge hört
- Sie meinen, dass der Examenskandidat/kandidatin nicht genügend oder intensiv genug lernt und treiben zum Lernen an

Die passende Blüten-Kombination zu 3.
31. Vervain
32. Vine

Weitere Hilfen

Trinkwasser aus der Leitung

Wasser ist die Lebensgrundlage für Menschen, Tiere und Pflanzen. Der Kreislauf des Wassers blieb Jahrtausende lang intakt. Doch die ständig fortschreitende Industrialisierung und nicht zuletzt unser aller unbesorgter, teils verschwenderischer Umgang mit Wasser, vor allem mit dem Trinkwasser, gefährdet diesen Kreislauf. Immer wieder lesen oder hören wir alarmierende Meldungen von verschmutztem oder gar vergiftetem Wasser. Die Kosten für die Aufbereitung steigen ständig und damit auch der Preis für das Trinkwasser. Mein Anliegen ist, Ihnen den Wert des Wassers nahe zu bringen. Je mehr wir darüber wissen, desto eher sind wir auch bereit, das Wasser sinnvoll und verantwortungsbewusst zu nutzen.

Wir nutzen unser Trinkwasser auf vielfältige Weise und ganz selbstverständlich auch für Zwecke, die nichts mit Wasser als Lebensmittel zu tun haben. Wir waschen Wäsche damit, nutzen es zur Toilettenspülung, zum Baden oder Putzen. Viele Menschen sind der Überzeugung, dass das Wasser aus unseren Wasserleitungen nicht zum Trinken geeignet sei. Der Konsum an "abgefülltem" Wasser spricht eine deutliche Sprache. Leitungswasser in Deutschland hat Trinkwasserqualität und ist durch die ständige Kontrolle das am besten überprüfte Lebensmittel in Deutschland und kann ohne Bedenken getrunken werden! Sollten Sie unsicher sein, ob das Leitungswasser in Ihrer Stadt trinkbar ist, können Sie sich im örtlichen Wasserwerk erkundigen.

Nicht überall auf der Welt ist Leitungswasser gesundheitlich unbedenklich und zum Trinken geeignet. Man sollte sich unbedingt vorher erkundigen, ob es Trinkwasserqualität hat. Auch durch veraltete Rohrleitungen können giftige Schwermetalle, wie Blei und Furone, ins Trinkwasser gelangen. Es ist auch richtig, dass man Wasser aus Bleirohren, wie sie früher bei der Hausinstallation verwendet wurden, nicht auf Dauer trinken soll.

Edu-Kinestetik® und Yoga

Edu-Kinestetik® ist eine Sonderform der Kinesiologie, die Dr. Paul Dennison entwickelte. Sein Konzept Brain Gym®, eine Methode um die Ursachen von Lernstörungen zu beheben, wird von vielen Pädagogen angewandt. Die Übungen erhöhen die Konzentration und fördern die Merkfähigkeit.

Entspannung und Erfrischung

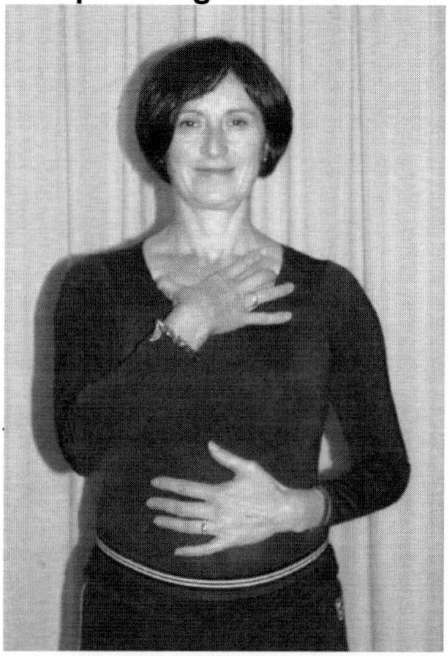

Suchen Sie die beiden Vertiefungen unterhalb der Schlüsselbeine auf beiden Seiten des Brustbeins. Diese Punkte massieren Sie relativ kräftig (so dass es für Sie noch angenehm ist) mit Daumen und Zeigefinger der rechten Hand. Gleichzeitig reiben Sie mit der anderen Hand rund um den Bauch knapp über dem Bauchnabel ungefähr 20 bis 30 Sekunden lang. Anschließend wechseln Sie die Hände: Die linke Hand massiert die Punkte unter dem Schlüsselbein, die rechte Hand massiert den Bauch. Anfangs können die Punkte noch etwas empfindlich sein. Diese Reaktion wird aber, bei regelmäßiger Anwendung, innerhalb einer Woche verschwinden. Dann genügt es, die Punkte durch leichtes Drücken zu aktivieren.

Was diese Übung bewirkt:
Durch diese Übung wird das Gehirn zum Austausch von Informationen beider Gehirnhälften angeregt. Der Energiepegel steigt, die Gesamtspannung des Körpers wird gesenkt, Nackenmuskulatur und Augen können entspannen.

Aktives Gähnen

Setzen Sie sich bequem hin, öffnen Sie leicht den Mund und ertasten Sie mit den Fingerspitzen die Kieferknochen auf beiden Gesichtsseiten. Tun Sie so, als ob Sie gähnen müssten und massieren Sie dabei leicht die Kieferknochen. Geben Sie dabei ruhig Gähngeräusche von sich und wiederholen Sie diese Übung drei- bis sechsmal. Aus dem forcierten Gähnen wird bald ein richtiges Gähnen, lassen Sie es unbedingt zu! Sie werden spüren, wie gut Ihnen das tut und dass Sie sich hinterher besser konzentrieren können.

Was diese Übung bewirkt:

Unbewusst verspannt sich beim konzentrierten Lernen vor allem die Kiefermuskulatur. Durch das absichtliche Gähnen erreichen Sie eine Entspannung und Lockerung der Muskeln im Kopf- und Kieferbereich.

Ohrmassage

Setzen Sie sich bequem hin und halten Sie den Kopf aufrecht. Legen Sie beidseitig Daumen und Zeigefinger an Ihre Ohren. Beginnen Sie an der Ohrspitze und massieren Sie langsam sanft nach unten, am Ohrrand entlang bis zum Ohrläppchen. Sie können auch die Ohren sanft knubbeln, nach hinten ziehen und ausfalten.

Was diese Übung bewirkt:

Sie fördert das Kurzzeitgedächtnis, verhilft zu besserer Konzentration, z.B. bei der Arbeit am Computer, verbessert Atmung und Energiekreislauf, entspannt die Gesichtsmuskulatur und hilft, sich auf Wesentliches zu konzentrieren.

Der Held und die Katze

Beide Übungen aus dem Yoga sind hintereinander auszuführen.

1. Der Held

Die Füße hüftbreit auseinander stellen, dann das linke Bein nach vorn **(Foto 1).** Mit dem Einatmen das linke Knie beugen und die Arme heben ohne die Schultern hochzuziehen **(Foto 2**). Langsam ausatmend die Arme senken und das Bein strecken. Vier Mal üben, dann beide Füße nebeneinander stellen und nachspüren. Danach wieder die Füße hüftbreit auseinander stellen, dieses Mal das rechte Bein nach vorn. Mit dem Einatmen das rechte Knie beugen und die Arme heben ohne die Schultern hochzuziehen. Langsam ausatmend die Arme senken und das Bein strecken. Viermal üben, dann wieder beide Füße wieder nebeneinander stellen und nachspüren.

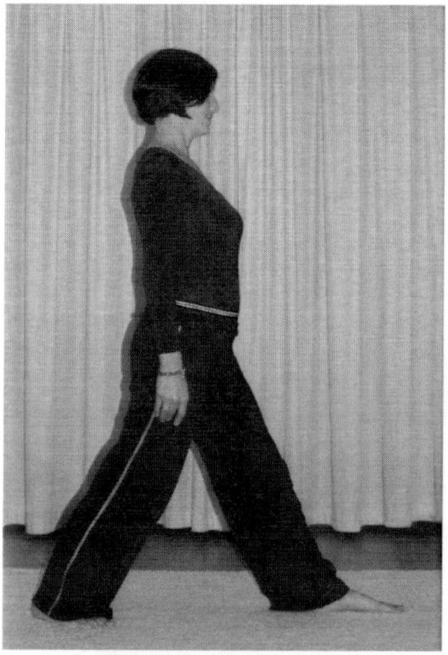

Der Held Foto 1

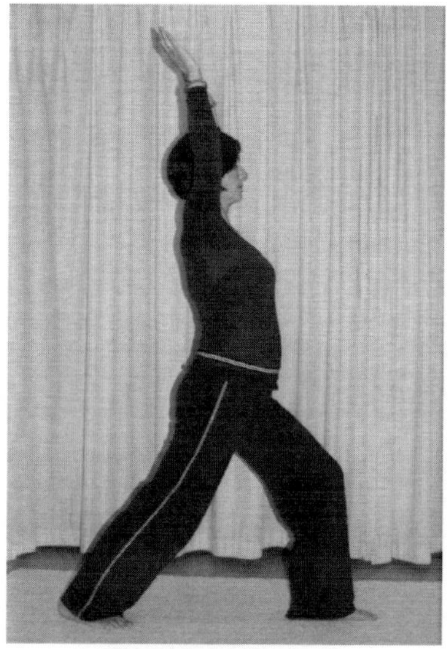

Der Held Foto 2

Daran anschließend:

2. Die Katze

In den Vierfüßlerstand gehen. Einatmend den Kopf leicht heben und den Bauch entspannen **(Foto 1).** Ausatmend sich zurückschieben. Das Gesäß auf die Fersen und gleichzeitig die Stirn zum Boden **(Foto 2).** Einen Atemzug in dieser Position bleiben und mit dem Einatmen wieder langsam in den Vierfüßlerstand zurück gehen. Vier bis sechs Mal wiederholen. In beiden Übungen langsam und bewusst atmen und bewegen.

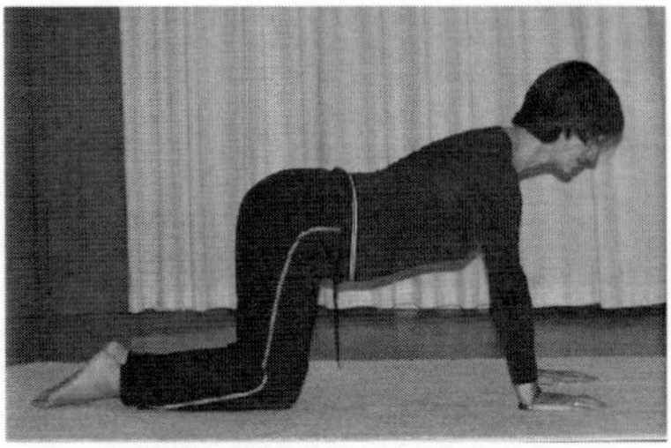
Die Katze Foto 1

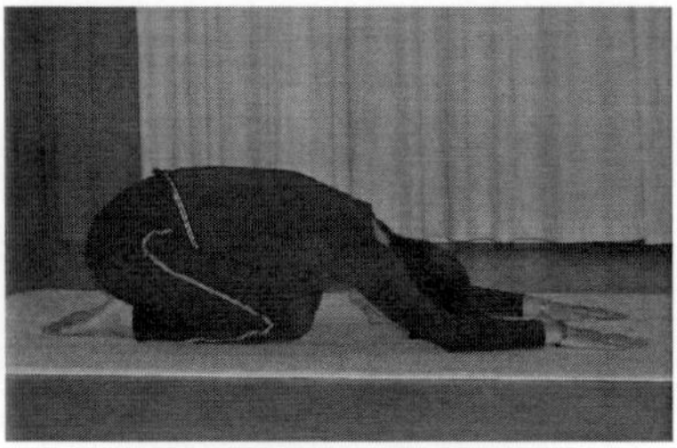
Die Katze Foto 2

Was diese Übungen bewirken:
Beide Übungen hintereinander ausgeführt verhelfen zu Klarheit, Ruhe und mentaler Kraft.

Bewusst atmen
Wenn wir uns sehr konzentrieren, wird die Atmung flacher. Hierdurch wird zu wenig Sauerstoff aufgenommen (vor allem, wenn Räume zu wenig gelüftet werden) und die Schlackenstoffe werden nur unzureichend ausgeschieden. Die Folgen sind Müdigkeit, Abgespanntheit, Kopfschmerzen und Verspannungen.
Durch die folgenden Atemübungen nehmen Sie mehr Sauerstoff auf, Sie werden erfrischt und Spannungskopfschmerzen vergehen.

Die Vollatmung
Mit der Vollatmung bereiten Sie sich auf die nachfolgende Übung "Nasen-Wechselatmung" vor.
Lassen Sie frische Luft ins Zimmer oder gehen Sie ins Freie für diese Übung, wenn es die Witterung zulässt.
Atmen Sie immer durch die Nase ein und aus. Das Ausatmen sollte etwas länger als das Einatmen dauern. Atmen Sie nicht zu schnell und nehmen Sie die Pause zwischen Ein- und Ausatmen bewusst wahr.

Setzen Sie sich im Schneidersitz auf den Boden. Legen Sie sich ein Kissen oder eine gefaltete Decke unter den Po, so dass Sie auf Ihren Sitzhöckern und bequem aufrecht sitzen.

Legen Sie jetzt die Hände locker auf den Bauch und atmen Sie langsam und gleichmäßig ein und aus. Spüren Sie den Atem unter Ihren Händen. Beim Einatmen entspannt sich der Bauch, Brustkorb, Flanken und Rücken dehnen sich etwas aus. Während des Ausatmens ziehen Sie die Bauchdecke leicht nach innen. Erzwingen Sie nichts.
Erspüren Sie nach dem Ein- und Ausatmen die Atempausen. Atmen Sie auf diese Weise etwa 10 - 12 Mal ein und aus. Vielleicht spüren Sie, wie mit der Zeit der Atem tiefer und ruhiger wird. Anschließend lassen Sie den Atem ganz von selbst kommen und gehen. Genießen Sie jeden Atemzug.

Die Nasen-Wechselatmung (Nadi sodhana)

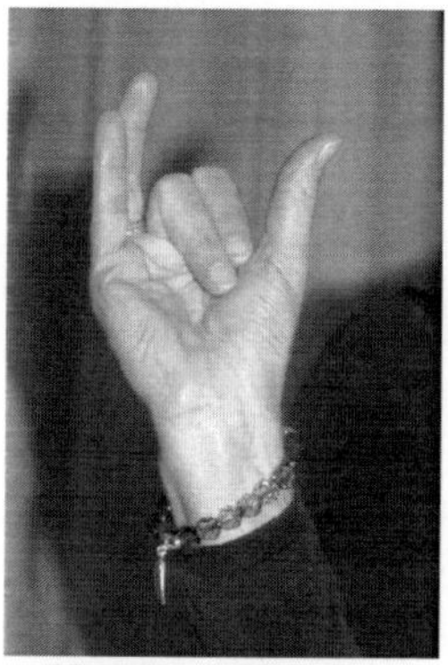

Nadi sodhana Foto 1

Setzen Sie sich bequem auf ein Kissen und nehmen Sie eine aufrechte Körperhaltung ein. Der Kopf und Rücken bleiben gerade, die Schultern ein wenig nach unten und zurücknehmen.
Die linke Hand bleibt locker auf dem Knie liegen, Sie machen diese Übung mit Ihrer rechten Hand.
Beugen Sie den Zeige- und Mittelfinger in die Handinnenfläche **(Foto 1)** und drehen Sie die Innenfläche zu sich hin. Verschließen Sie mit dem rechten Daumen nun das rechte Nasenloch dort wo der Knochen in den Knorpel übergeht.
Der Ringfinger berührt leicht die linke Nasenseite **(Foto 2)**.

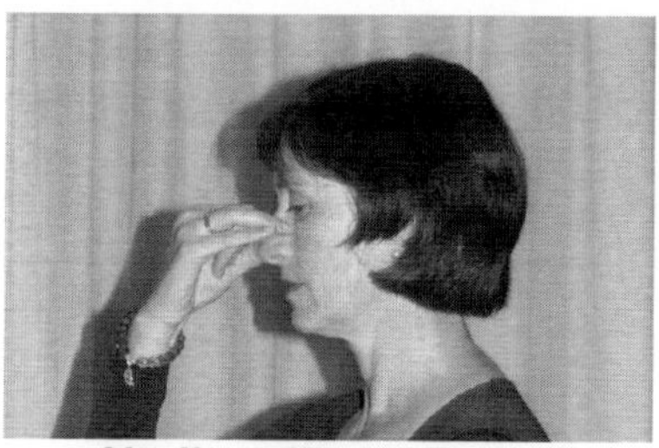

Nadi sodhana Foto 2

Atmen Sie nun durch das linke Nasenloch einmal aus und ein.
Atem kurz anhalten, das rechte Nasenloch öffnen und mit dem Ringfinger der rechten Hand das linke Nasenloch verschließen. Der Daumen berührt leicht die rechte Nasenseite. Nun durch das rechte Nasenloch langsam

aus- und wieder einatmen.
Wiederholen: Rechter Daumen, rechtes Nasenloch verschließen, durch das linke Nasenloch aus- und einatmen. Während des Wechsels kurz den Atem anhalten.
Mit dem Ringfinger das linke Nasenloch verschließen und durch das rechte Nasenloch aus- und wieder einatmen. Versuchen Sie, diese Nasenwechselatmung anfangs fünfmal durchzuführen. Wenn Sie die Wechselatmung mit der Zeit gut beherrschen, können Sie die Übung auf etwa 10 - 12 Atemzüge ausdehnen.

Was diese Übung bewirkt:
Die Nasenwechselatmung wirkt entspannend auf Körper, Geist und Seele, beruhigt und erfrischt.

Die Aromatherapie

Die Aromatherapie ist eine alternative Heilmethode, die schon in der Frühgeschichte angewandt wurde. Durch die Entwicklung der modernen Medizin und allopathischer Medikamente geriet sie in Vergessenheit und erlangte erst in der heutigen Zeit wieder zunehmend an Bedeutung. Die Verfahren zur Gewinnung und die Herstellungsmethoden der ätherischen Öle haben sich über die Jahrhunderte hinweg wenig verändert.

Es werden in der Aromatherapie nur echte, reine ätherische Öle eingesetzt, die entsprechend teuer sind. Mit zu den teuersten ätherischen Ölen zählt das Rosenöl, denn aus 1000 kg Rosenblüten werden mittels Wasserdampfdestillation etwa 400 bis 500 ml ätherisches Rosenöl gewonnen.
Seit etwa 70 Jahren werden ätherische Öle auch künstlich hergestellt. Diese synthetischen oder naturidentischen Düfte sind zwar preiswerter als natürliche ätherische Öle, aber für therapeutische Zwecke ungeeignet, beziehungsweise unwirksam.

Für die hier vorgeschlagenen Anwendungsbeispiele verwenden Sie reine, qualitativ hochwertige ätherische Öle. Kühl und dunkel aufbewahrt, beträgt die Haltbarkeit der ätherischen Öle etwa ein Jahr.

Geben Sie ätherische Öle nie unverdünnt auf die Haut!

Bevor Sie aber ätherische Öle als Badezusatz oder als Massageöl verwenden, machen Sie bitte den nachfolgend beschriebenen Allergietest, vor allem, wenn Sie unter Neurodermitis oder anderen Hautkrankheiten leiden. Erfahrungsgemäß treten in Stresszeiten besonders oft Hautirritationen auf. Einige ätherische Öle eignen sich sehr gut für die Anwendung bei Unruhe und Nervosität, andere fördern die Konzentrationsfähigkeit.

Es gibt verschiedene Anwendungsmöglichkeiten für ätherische Öle. Die hier gemachten Vorschläge beziehen sich auf die Anwendung in Duftlampen, als Badezusatz und als Massageöl.

Allergietest

So können Sie selbst feststellen, ob Sie auf ein ätherisches Öl allergisch reagieren: Mischen Sie 10 Tropfen normales Öl ohne Zusatz (z.B. Sonnenblumenöl oder Distelöl) mit 1 Tropfen eines ätherischen Öls und tupfen etwas von dieser Mischung innen auf die Armbeuge. Ohne abzuwaschen belassen Sie es 24 Stunden dort. Gegebenenfalls noch ein zweites Mal den Test wiederholen, um sicherzustellen, dass keine beginnende Sensibilisierung vorliegt.

Falls sich Ihre Haut rötet oder anfängt zu jucken, verwenden Sie dieses ätherische Öl nicht für Ihre persönliche Kosmetik. Sie können es aber immer noch in der Duftlampe verwenden.

Die ätherischen Öle werden bei der praktischen Anwendung in einer viel geringeren Konzentration angewendet als bei diesem Allergietest. Prüfen Sie in jedem Fall die Herkunft und Reinheit der ätherischen Öle. Verwenden Sie nur ätherische Öle, die für Körperkontakt ausgewiesen sind. Geben Sie ätherische Öle nie unverdünnt auf die Haut!

Falls nach einem Ölbad oder nach einer Massage mit einem Massageöl mit ätherischen Ölen Hautrötungen, Juckreiz oder Quaddeln auftreten und längere Zeit (ca. 1-2 Stunden) anhalten, sehen Sie in Zukunft von den an Ihnen getesteten ätherischen Ölen ab.

Anwendungsmöglichkeiten der ätherischen Öle

Inzwischen sind Duftlampen weit verbreitet. Wenn Sie noch keine Duftlampe besitzen, achten Sie beim Neukauf auf eine ausreichend große, abnehmbare Wasserschale.

Achten Sie beim Kauf von ätherischen Ölen auf Reinheit und Qualität, seriöse Anbieter unterziehen ihre Produkte Qualitätskontrollen. Aus Preisgründen verwenden manche Hersteller giftige Lösungsmittel, Spuren dieser Rückstände verbleiben in den ätherischen Ölen. Sollten Sie noch keine Erfahrung mit ätherischen Ölen haben, lassen Sie sich in einem Fachgeschäft beraten. Viele Apotheken und Reformhäuser führen gute ätherische Öle und dort können Sie sich auch über die Herkunft informieren.

Sehen Sie bitte von einer inneren Anwendung ab, wenn Sie nichts über die Herkunft eines ätherischen Öles wissen. Dazu zählen auch Badezusätze, denn die ätherischen Öle werden durch die Haut aufgenommen. Sie können es aber durchaus in einer Duftlampe benutzen.

Wenn Sie ätherische Öle aussuchen, schnuppern Sie erst einmal vor dem Kauf. Bedenken Sie aber, dass die konzentrierten Öle anders und vor allem strenger riechen als verdünnt in der Duftlampe. Auch der Geschmack und die Vorlieben ändern sich im Laufe der Zeit. Es kann also durchaus sein, dass Ihnen inzwischen ein Duft weniger oder besser als früher gefällt.

Geben Sie immer genügend Wasser in die Wasserschale der Duftlampe. Um die Freisetzung der ätherischen Öle zu forcieren, können Sie heißes Wasser nehmen. Nehmen Sie anfangs insgesamt nicht mehr als 5-7 Tropfen ätherisches Öl auf eine Schale Wasser. Durch den Wasserdampf gelangen die ätherischen Öle in die Raumluft und werden über die Nase aufgenommen.

Entspannend wirkende ätherische Öle

Um zur Ruhe zu kommen, zum Abschalten und bei Einschlafproblemen eignen sich folgende ätherischen Öle:

Basilikum
Wirkt sich günstig aus bei geistiger Überanstrengung, nervöser Schlaflosigkeit, Migräne und leichten Ängsten.

Kamille blau und Römische Kamille
Wirken günstig bei Einschlafstörungen und Nervosität.

Lavendel
Wirkt günstig bei Schlaflosigkeit, psychischer Überanstrengung, Kopfschmerzen und depressiven Verstimmungen.

Majoran
(Nicht anwenden in der Schwangerschaft) Wirkt sich günstig aus bei Einschlafstörungen, nervöser Anspannung und Unruhe.

Melisse
Wirkt sich günstig aus bei Schlafstörungen, Migräne, psychischen Anspannungen, Kopfschmerzen.

Petit Grain
Wirkt beruhigend bei Einschlafproblemen.

Rose - echtes ätherisches Rosenöl ist leider sehr teuer!
Wirkt günstig bei nervöser Anspannung, bei Kopfschmerzen und bei Schlafstörungen.

Entspannend wirkende Mischungen für die Duftlampe

Mischung 1 (zum Entspannen und Abschalten)

4 Tropfen Lavendel
2 Tropfen Majoran
2 Tropfen Bergamotte

Mischung 2 (zum Einschlafen, bei Kopfschmerzen, Unruhe und nervöser Anspannung)

4 Tropfen Melisse
2 Tropfen Majoran
2 Tropfen Lavendel

Mischung 3 (gegen Nervosität und Unruhe, zum Einschlafen)

3 Tropfen Lavendel
3 Tropfen Kamille blau oder Römische Kamille
2 Tropfen Petit Grain

Auch bei diesen Mischungen sind Sie nicht festgelegt, probieren Sie andere Kombinationen aus, aber mischen Sie nicht mehr als drei verschiedene Öle.

Anregend wirkende ätherische Öle

Folgende ätherischen Öle wirken konzentrationsfördernd, anregend, gegen Müdigkeit und gegen Kopfschmerzen:

Zitrone
Wirkt erfrischend, gegen Kopfschmerzen, gegen Müdigkeit, laut Dr. med. Beate Rieder und Fred Wollner senkt es die Fehlerquote bei Computereingaben und sei deshalb für Büros zu empfehlen.

Ysop
Wirkt konzentrationsfördernd und anregend auf das Nervensystem.

Lemongrass
Wirkt anregend und erfrischend, gut bei Konzentrationsschwäche und bei Müdigkeit, soll optimistische Stimmung erzeugen können.

Limette
Wirkt erfrischend, aufmunternd, aufheiternd und konzentrationsfördernd.

Bergamotte
Wirkt sich günstig aus bei Ängsten, ist konzentrationsfördernd und stimmungsaufhellend.

Eisenkraut (Verbena)
Wirkt sowohl beruhigend als auch anregend, motivierend und soll die Kombinationsfähigkeit beim Denken steigern.

Benzoe
Wirkt gegen Stress und soll die Auffassungsgabe verstärken

Rosmarin
Wirkt sich günstig aus bei Gedächtnis- und Konzentrationsschwäche, geistiger Überanstrengung und Morgenmüdigkeit

Anregend wirkende Mischungen für die Duftlampe

Folgende Mischungen ätherischer Öle wirken in der Duftlampe konzentrationsfördernd, anregend, gegen Kopfschmerzen oder Stress:

Mischung 1 (konzentrationsfördernd, anregend, gegen Kopfschmerzen)

3 - 4 Tropfen Zitrone
3 Tropfen Ysop

Mischung 2 (gegen Müdigkeit, Konzentrationsschwäche, Stress, wirkt erfrischend, anregend)

3-4 Tropfen Lemongrass
2 Tropfen Ysop
2 Tropfen Benzoe

Mischung 3 (anregend, motivierend, steigert die Denkleistung)

3-4 Topfen Eisenkraut
3 Tropfen Zitrone

Probieren Sie auch andere Kombinationen aus, aber nehmen Sie nicht mehr als 3 verschiedene ätherische Öle gleichzeitig!

Ätherische Öle als Badezusatz oder Massageöl

Badeöl Grundrezept
85 ml Pflanzenöl (z.B. Avocado-, Mandel-, Erdnuss-, Sesam- oder Jojobaöl)
10 - 15 ml ätherische Öle
10 ml Fluidlecithin BE oder Mulsifan (erhältlich in allen Läden, welche die Zutaten der Hobbythek-Kosmetik führen, z. B. "Jean Pütz Produkte", "Spinnrad" oder Apotheken,)
Gut schütteln und pro Wannenfüllung ca. 25 ml Ölbad zufügen.
Fluidlecithin BE und Mulsifan sind Emulgatoren. Ohne Emulgator vermischt sich das Öl nicht mit dem Wasser, sondern setzt sich auf der Wasseroberfläche ab. Badeöle mit Fluidlecithin BE als Emulgator wirken leicht rückfettend auf der Haut, diese fühlt sich nach dem Baden angenehm zart und weich an.

Badepralinen
Sie sind ein wunderbar pflegendes und duftendes Badeerlebnis zum Verwöhnen! Achten Sie darauf, dass sie mit natürlichen ätherischen Ölen beduftet sind.

Einschlaftipp
Wenn Sie Einschlaf- oder Durchschlafprobleme haben, baden Sie vor dem Schlafengehen (nicht heiß baden). Trocknen Sie sich nach dem Bad nicht ab, sondern streifen Sie das Wasser nur mit den Händen oder einem Waschlappen ab.

Ziehen Sie (wenn Sie es gewohnt sind) einen Schlafanzug an und gehen Sie gleich ins Bett.

Sie brauchen keine Bedenken zu haben, dass das Bett feucht wird. Ich habe es selbst schon oft praktiziert. Bevor ich nachts lange wach liege und nicht einschlafen kann, stehe ich kurz auf, wasche mich mit relativ kühlem Wasser ab, ziehe meinen Schlafanzug an und verschwinde wieder im Bett. Es stellt sich nach ganz kurzer Zeit ein wohliges Gefühl ein und ich schlafe sofort ein und tief und fest durch.

Entspannungsbad
In eine entsprechend große Flasche füllen Sie:

85 ml Pflanzenöl
7- 10 ml Lavendelöl
4 ml Melissenöl und
10 ml Mulsifan

Gut schütteln und pro Wannenfüllung ca. 25 ml Ölbad zufügen. Baden Sie nicht zu heiß (nicht über 38 Grad), damit Ihr Kreislauf nicht schlapp macht und Sie Herzklopfen bekommen. Das Bad sollte etwa 20 Minuten dauern.
Sie können, anstatt Melissenöl auch 3-4 ml Rosenholzöl oder 1-2ml Geraniumöl nehmen.

Rezept für ein Massageöl
gegen Verspannungen und weil es einfach gut tut!

In eine entsprechend große Flasche geben Sie:

- 85 ml Jojobaöl (dieses Öl ist eigentlich ein Wachs, hat sehr gute pflegende Eigenschaften und wird nicht ranzig)
- etwa 5 ml ätherische Öle (eine Auswahl finden Sie im Anschluss)
- 7,5 ml Fluidlecithin BE

Als Badezusatz oder im Massageöl eignen sich folgende ätherische Öle:

Geranium entspannend, krampflösend, relativ teuer

Lavendel beruhigend, ausgleichend

Eisenkraut (Verbena) **Achtung! Nicht in der Schwangerschaft anwenden!** erfrischend, gegen Müdigkeit. Geringer dosieren als andere ätherische Öle, nicht mehr als 0,5 % der Gesamtmenge

Rose beruhigend, entspannend, angenehm duftend, teuer

Melisse (Citronellagras) beruhigend, entspannend

Sandelholz beruhigend, harmonisierend, krampflösend

Vetiver gegen Nervosität und Stress. Achtung! Sparsam dosieren, riecht für ungewohnte Nasen sehr eigenwillig erdig!

Wacholder Achtung! Nicht in der Schwangerschaft anwenden! muskelentspannend. Geringer dosieren als andere ätherische Öle

Zitrone erfrischend, angenehmer Duft

Sie können sich Ihre Lieblingsmischung selbst zusammenstellen, beachten Sie dabei, dass Sie als Anfänger nicht mehr als drei verschiedene ätherische Öle auf einmal verwenden.

Auch das Wildrosenöl der Firma Weleda ist sehr angenehm und entspannend in der Wirkung.

Quellen- und Literaturangaben

Grundlegend habe ich mich auf folgende Werke gestützt:

[1)] **Weeks, Nora:** Edward Bach: Entdecker der Blütentherapie; Sein Leben - seine Erkenntnisse; H. Hugendubel Verlag, 1991, Zitat: Seite 67

[2)] **Weeks, Nora, Bullen, Victor:** The Bach Flower Remedies, Illustrations and Preparations; The C.W. Daniel and Company Limited, 1976, Übersetzung: Seite 94

[3)] **Böckmann, Heike:** Vital-Shakes; Trias Verlag, 1999, Zitat: Seite 54

Bach, Edward: Blumen, die durch die Seele heilen; Ullstein Buchverlage GmbH, 2005

Bach, Edward: Von der Homöopathie zu den Bach-Blüten; Goldmann Verlag, 1996

Batmanghelidj, Faridun: Wasser - die gesunde Lösung; VAK Verlags GmbH; 5. Auflage 1997

Blome, Dr. med. Götz: Das Neue Bach-Blüten-Buch; Verlag Hermann Bauer KG, 6. Auflage 1994. Seine Darstellung des psychologischen Aspekts unterstützte mein Verständnis der Bach-Blüten

Dennison, Paul E. und Gail: Brain-Gym®; VAK Verlag für Angewandte Kinesiologie GmbH, 7. Auflage, 1996

Rieder, Dr. Beate und Wollner, Fred: Duftführer; Primavera

Scheffer, Mechthild: Selbsthilfe durch Bach®-Blüten-Therapie, 18. Auflage, 1994; Ihre Darstellung der Bach-Blütentherapie trug zu meiner Auffassung und zu meinem Verständnis der Bach-Blütentherapie bei

Weiterführende Medien

Literatur zur Bach-Blütentherapie

Albrodt, Dirk (Herausgeber): Illustrierte Enzyklopädie der einheimischen Blütenessenzen: Diese Enzyklopädie beschreibt 270 Blütenessenzen aus Deutschland, Österreich, Holland und der Schweiz (Gebundene Ausgabe) Reise Know-How Verlag, Bielefeld; 2. Auflage (Januar 2009)

Albrodt, Dirk Glowsky, Brigitte: Blütenessenzen in der Schwangerschaft. Wohltuende Wirkung für mich und mein Baby; Kösel Verlag, 1998, vergriffen, nur noch im Antiquariat erhältlich; Neuauflage 30. Juni 2010, Verlag Bacopa

Bach, Edward (Autor), Kuby, Gabriele (Übersetzerin): Heile Dich selbst: Die 38 Bachblüten: Mit Symptomregister (Taschenbuch) Goldmann Verlag (November 1998)

Bach, Edward: Blumen, die durch die Seele heilen; Ullstein Buchverlage GmbH, 2005

Bach, Edward: Blüten die heilen; Heyne-Verlag (1993) Dieses Buch war mir eine Hilfe bei der Erarbeitung des Kapitels über die zwölf Heiler und die sieben Helfer

Bach, Edward: Die Bach-Blütentherapie: Entstehung, Grundlagen und Praxis (Broschiert) Verlag Droemer/Knaur; November 2006

Bach, Edward: Von der Homöopathie zu den Bach-Blüten; Goldmann Verlag, 1996

Blome, Dr. med. Götz: Das Neue Bach-Blüten-Buch; Verlag Hermann Bauer KG, 6. Auflage 1994

Hackl, Monnica: Bach-Blütentherapie für Homöopathen; Sonntag Verlag Stuttgart, 1997; vergriffen, nur noch im Antiquariat erhältlich. Sie zeigte mir die Möglichkeit auf Bach-Blüten und Homöopathie miteinander zu verbinden.

Gienger, Michael, Miesala-Sellin, Luna: Stein und Blüte, Hilfe und Heilung mit Bach-Blüten und Edelsteinen; Verlag Neue Erde GmbH; 2. Auflage (Juli 2002)

Scheffer, Mechthild: Selbsthilfe durch Bach®-Blüten-Therapie, 18. Auflage, 1994

Schmidt, Sigrid: Bach-Blüten für Kinder: Wie Sie mit Bach-Blüten die Entwicklung Ihres Kindes sanft und natürlich unterstützen; Verlag Gräfe & Unzer; Erweiterte und aktualisierte Neuauflage (Oktober 2007)

Weeks, Nora: Edward Bach: Entdecker der Blütentherapie. Sein Leben - seine Erkenntnisse: Sein Leben, seine Erkenntnisse (Gebundene Ausgabe) Verlag Hugendubel, 4. Auflage 1996

Weeks, Nora & Bullen, Victor: THE BACH FLOWER REMEDIES, Illustrations and Preparation; The C.W. Daniel Company Limited, 1976; vergriffen, nur noch im Antiquariat erhältlich

Zerbst, Marion; Eichinger, Roswitha: Bach-Blüten; Die natürliche Heilmethode; TRIAS Verlag Stuttgart, 1997; vergriffen, nur noch im Antiquariat erhältlich

Zerbst, Marion: Sanft heilen mit Blütenessenzen aus aller Welt; TRIAS Verlag Stuttgart, 1998; vergriffen, nur noch im Antiquariat erhältlich

Medien zur Raucherentwöhnung

Carr, Allen: Das große Allen-Carr-Nichtraucher-Buch: Zwei Bücher in einem Band - Endlich Nichtraucher! - Für immer Nichtraucher!; Goldmann Verlag; Sonderausgabe. (April 2008)

Stein, Dr. Arnd: Raucherentwöhnung, Stereo-Tiefensuggestion Traumreise, Musik zum Entspannen und Wohlfühlen CD oder MC und Broschüre; Verlag Therapeutische Medien

Medien zum Thema Examensangst

Friebel, Dipl. Psych. Volker: Kinder entdecken die Langsamkeit: Musikalisch-spielerische Förderung von Konzentration, Achtsamkeit und Wohlbefinden (Broschiert); Verlag Ökotopia; 1. Auflage (Oktober 2008)

Geue, Dr. Bernhard: Jeden Tag mit neuer Kraft: Wie man Stress abbauen und Vitalität gewinnen kann (Broschiert); Verlag: Atrioc-Verlag; 1. Auflage (Juni 2004)

Stein, Dr. Arnd: 1. Arktika Entspannungsmusik und 2. Arktika Entspannungsmusik mit Naturgeräuschen CD oder MC; Verlag Therapeutische Medien

Literatur zum Thema Wasser

Batmanghelidj, Faridun: Wasser - die gesunde Lösung; VAK Verlags GmbH; N.-A., Nachdruck. (Juli 2009)

Emoto, Masaru; Fliege, Jürgen: Die Heilkraft des Wassers (Gebundene Ausgabe); Koha Verlag; 1. Auflage (September 2004)

Schutt, Karin: Ayurveda für jeden; Verlag Gräfe und Unzer, 6. Auflage 2004; vergriffen, nur noch im Antiquariat erhältlich

Vinod, Dr. Verma: Ayurveda, der Weg des gesunden Lebens; Heyne Verlag, 1995; vergriffen, nur noch im Antiquariat erhältlich

Literatur zum Thema Kinesiologie und Yoga

Dennison, Paul E; Dennison, Gail: LEHRERHANDBUCH BRAIN GYM® Verlag für Angewandte Kinesiologie GmbH Freiburg; Nachdruck (Januar 2008)

Dennison, Paul E; Dennison, Gail; Teplitz, Jerry V.: BRAIN-GYM® fürs Büro; VAK Verlag für Angewandte Kinesiologie GmbH Freiburg im Breisgau Sonderausgabe, 6. unveränderte Auflage 2007

Dennison, Paul E; Dennison, Gail: Das Handbuch der EDU-KINESTETIK für Eltern, Lehrer und Kinder jeden Alters; VAK Verlag für Angewandte Kinesiologie GmbH Freiburg im Breisgau, 21. unveränderte Auflage, 2009

Koneberg, Ludwig; Förder, Gabriele: Kinesiologie für Kinder; Verlag Gräfe und Unzer, München; (Februar 2009)

Waesse, Harry: Yoga für Anfänger; GU Ratgeber Gesundheit; 10. Auflage, 2004

Literatur zur Aromatherapie

Hopkins, Cathy: Aromatherapie; Gesundheit und Wohlbefinden durch heilende Öle; Verlag Moewig 1996; vergriffen, nur noch im Antiquariat erhältlich

Pütz, Jean; Niklas, Christine: Die 5-Minuten-Kosmetik, Neue Rezepte für sanfte Cremes; Verlag: Egmont Vgs (1999) ; vergriffen, nur noch im Antiquariat erhältlich

Rieder, Dr. med. Beate; Wollner, Fred: Duftführer, Eine Beschreibung von über 70 ätherischen Ölen, ihrer Wirkung und praktischen Anwendung; Fa. Primavera; vergriffen, nur noch im Antiquariat erhältlich (evtl. Fa. Primavera anschreiben)

Schnaubelt, Kurt: Neue Aromatherapie; VGS Verlagsgesellschaft, 1995; vergriffen, nur noch im Antiquariat erhältlich

Steiner, Claudia: Aromakosmetik; Hippokrates Verlag Stuttgart 1999; vergriffen, nur noch im Antiquariat erhältlich

Wabner, Dietrich: Die aromatische Haus-Apotheke, Vorschläge zum Selbermachen; Die Kunst des Riechens, Einblicke in die Welt der Natur-Parfümerie; Etherische Öle für Therapie, Kosmetik und Parfümerie; Schriftenreihe Etherische Öle für Therapie, Kosmetik und Parfümerie, Garching b. München, Nr.3, 2003

Literatur zu Bach-Blüten für Tiere

Baumgart, Liesel; Hand, Marlies: Bach-Blüten für Tiere: Selbsthilfe - schnell und einfach (Broschiert) Verlag Oertel & Spörer; 3. überarbeitete Auflage (Februar 2009)

Lindenberg, Anne: Bach-Blütentherapie für Haustiere. Tierkrankheiten sanft und natürlich heilen (Taschenbuch); Pala Verlag Darmstadt; überarb. Neuaufl. (1997)

Scheffer, Mechthild: Die Original Bach-Blütentherapie für Haustiere; Verlag Irisiana; 1. Auflage: (August 2005)

Literatur zum Thema Pflanzen und Garten

Abtei Fulda: Geheimnisse aus dem Klostergarten; Damit Boden fruchtbare Erde bleibt; Heil- und Würzkräuter in naturgemäßem Anbau; Blumen im Nutzgarten... und andere Schriften

Kreuter, Marie-Luise: Der Biogarten: Das Original. Mit Pflanzenschutz-Kompass (Gebundene Ausgabe) 24., völlig überarbeitete Auflage (Februar 2009)

Symptomregister

Die Symptomregister erheben keinen Anspruch auf Vollständigkeit. Sie bieten Anhaltspunkte und Hilfe bei der Auswahl der Bach-Blüten.

Psychische Symptome

Körperliche Symptome

Das Symptomregister erhebt keinen Anspruch auf Vollständigkeit. Es bietet Anhaltspunkte und Hilfe bei der Auswahl der Bach-Blüten. Die Bach-Blütentherapie ersetzt keine ärztliche Behandlung. Bestehende körperliche Symptome können allenfalls ergänzend bei der Blütenauswahl mit einbezogen werden.

Eigene Notizen